やってはいけないセルフケア

広尾整形外科・副院長
財前知典

肩こりは肩をもんでも治りません

KADOKAWA

はじめに

肩がこる。腰痛がつらい。

そんなとき、みなさんはどのようなケアをしているでしょうか。


「とりあえず肩をもんで、コリをほぐしている。でもまた再発してしまう」

「筋肉がやわらかければ、コリや痛みがなくなると聞いた。だからストレッチをしているけど……」

「腰痛は筋肉不足が原因だと知り、体幹トレーニングをしているがあまり効果は感じられない」


本書は、**肩こりや腰痛といった不調に悩み、さまざまなセルフケアを行っているのになかなかよくならない**といった方々に向けて書きました。

じつはコリや痛みの原因は、肩や腰といった患部にあるわけではありません。

患部に直接アプローチするセルフケアは、そのときはよくなったような気がしても必ず再発してしまいます。なぜならそれは対症療法に過ぎず、**本当の原因は別のところにある**からです。

どうしたらコリや痛みを根本から治すことができるのか。

結論をひと言で申し上げるなら、**「日々の体の使い方」**にあります（専門用語では「動作効率性」「身体の運動戦略」と言ったりしますが、詳しくは本文で解説します）。

私の職業である理学療法士は、とりわけ体の使い方に注目する仕事です。

肩こりや腰痛など体の不具合を訴える患者さんを観察し、どんな動きに問題があるのか、どういう動きをすれば改善されるのかを見極めて治療していきます。

理学療法士のケアに特徴があるとすれば、患者さんが**快適に動けるように体の使い方を変えていくので、一度よくなった後、再発する可能性がかなり抑えられる**ところにあるでしょう。

私の患者さんの中には歌舞伎役者や俳優、アスリート、ダンサーといった方々も多くいますが、体を資本とするプロフェッショナルほど、よりよい体の使い方が治療＆

メンテナンスにつながること、ひいてはパフォーマンスの向上につながることを知っています。

この本でお伝えするコリや痛みのセルフケアは、従来の方法とはまったく違います。たとえば肩がこっていても、肩をもんだり、ストレッチしたり、しません。最終目標は、**「身体機能の根本的な改善＝コリや痛みを生まない体の使い方」**です。コリや痛みがなくなるだけでなく、体を動かしやすくし、疲れない体を目指します。

人生100年といわれる昨今、健康で歳を重ねていくのに、自分の体をメンテナンスしていくことが、これからはもっと重要になっていくはずです。この本を通じて、一人でも多くの方のコリや痛みのない体、快適に動ける体をつくるお手伝いができたら幸いです。

広尾整形外科・副院長　財前知典

目次

第２章

コリや痛みの原因は「患部」にないと知っておく！
―体にはサボっている場所とがんばっている場所がある―

第３章

セルフケアの第一歩は、体の動かし方の「パターン」を知ること
―コリや痛みが劇的に改善する「N-EX《ネックス》」とは？―

第4章

肩こり、五十肩、首の痛み…上半身の不調を解決する
―現代社会が生み出した、新しいタイプの肩こりとは?―

第 5 章

腰痛とひざのしつこい痛みに負けないセルフケア
―太ももの動作「パターン」で最適な解消法がわかる！―

QRコード®の使い方

QRコード®がついているエクササイズについては、携帯電話やスマートフォンでQRコード®を読み込むとエクササイズプロセスが動画で見られます。本書と動画を照らし合わせて、動きのスピードや角度の参考にしてください。

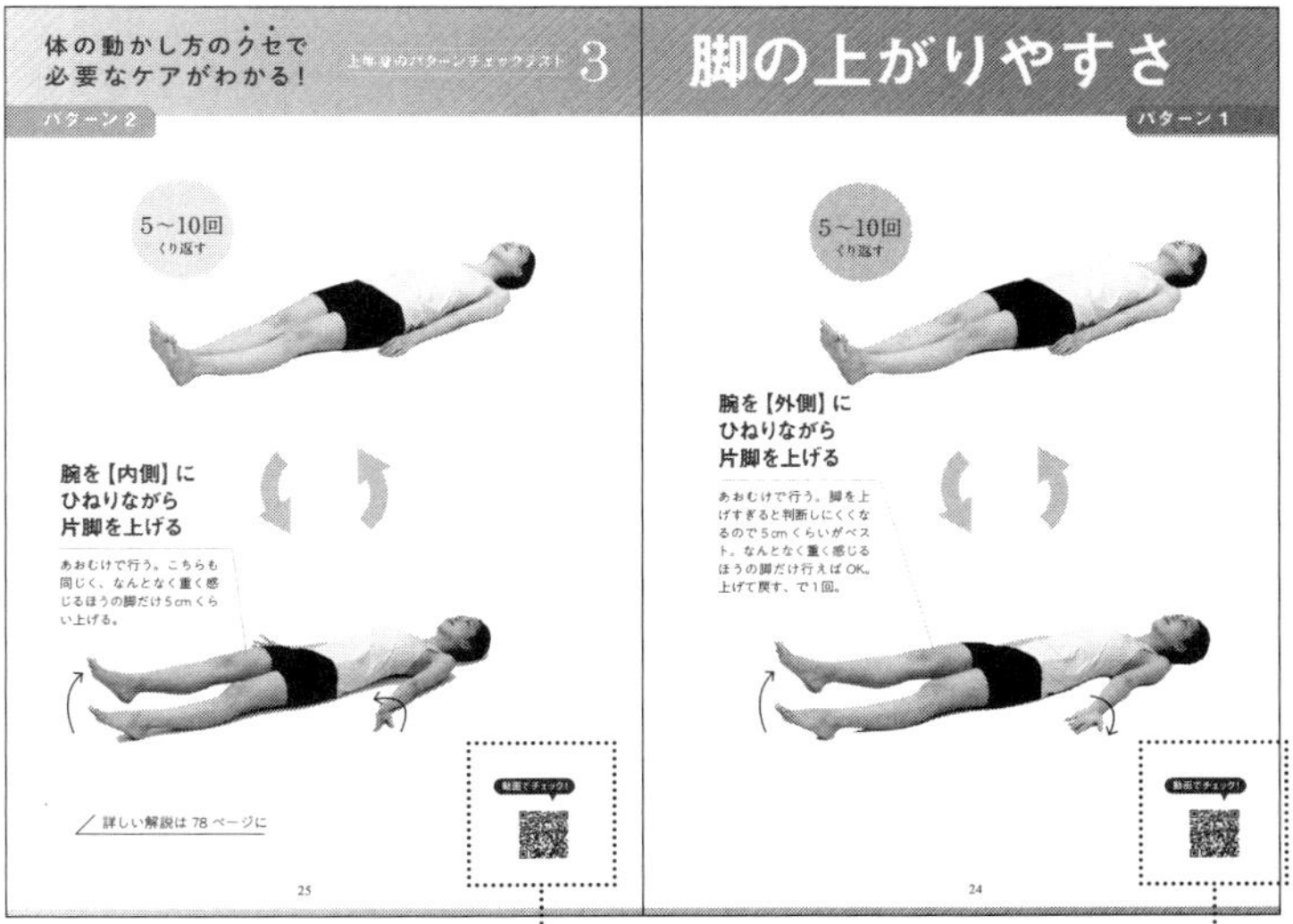

動画の見方

1　**QRコード® 認証アプリを立ち上げ（お持ちでない場合はダウンロードしてください）、QRコード® を読み取ります。**

2　**リンク先で動画を見ることができます。**

※動画ならびに動画掲載ページは、予告なく変更および中止する場合がございます。あらかじめご了承ください。
※機種によっては動画を再生できないこともあります。

突然ですが、下の写真は本書で紹介する
肩こりを解消するエクササイズのひとつです。

顔を上げたり、下げたり…
脚を上げたり、下げたり…

こんなことで？
と思われるかもしれませんが
体の中ではどんどんよい変化が起こっています。

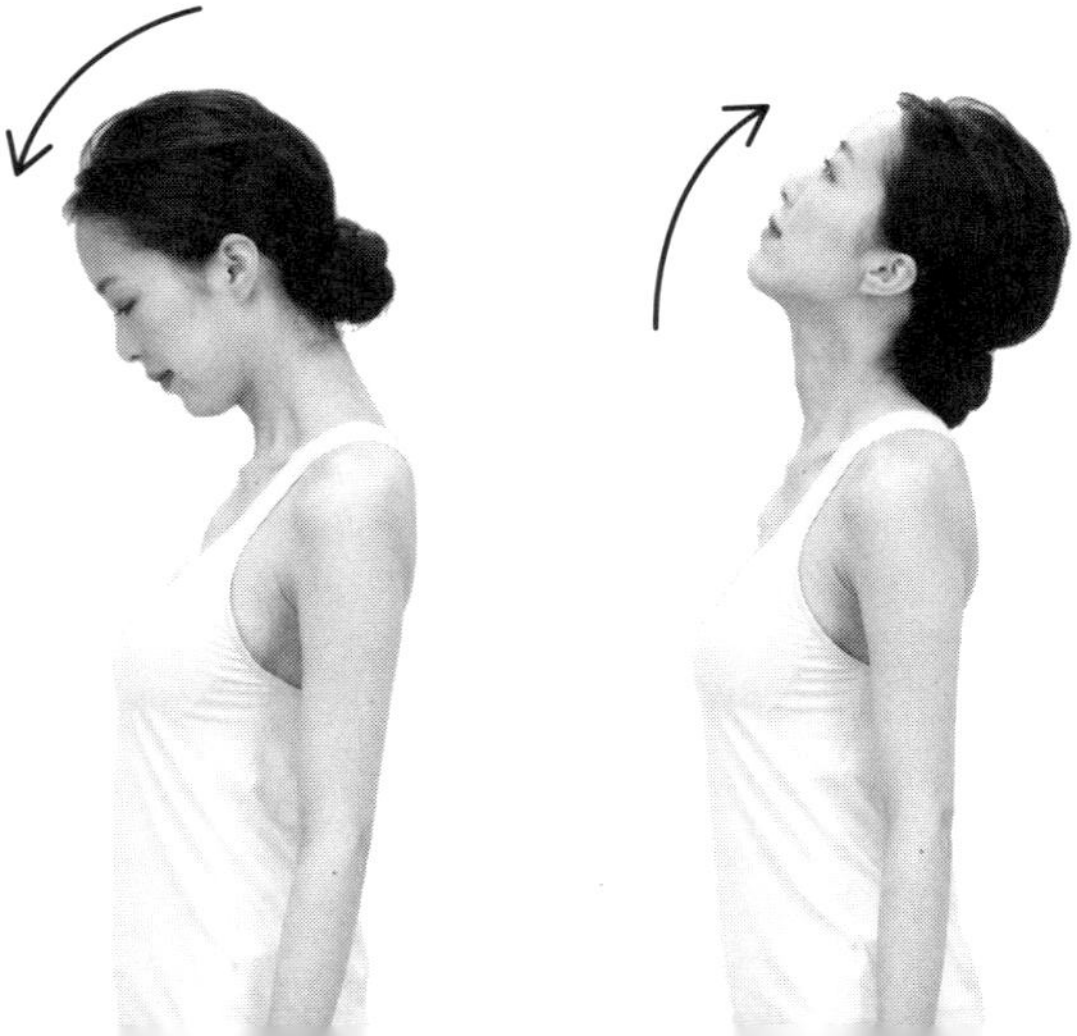

肩こりといっても、肩をもんだりしません。
なぜなら、
コリや痛みの原因は
患部にはないからです。

原因はほぼひとつ、
体に「サボっている場所」と
「がんばっている場所」があるから。

肩こりだからといって肩をもむのは
やってはいけないセルフケアなのです。

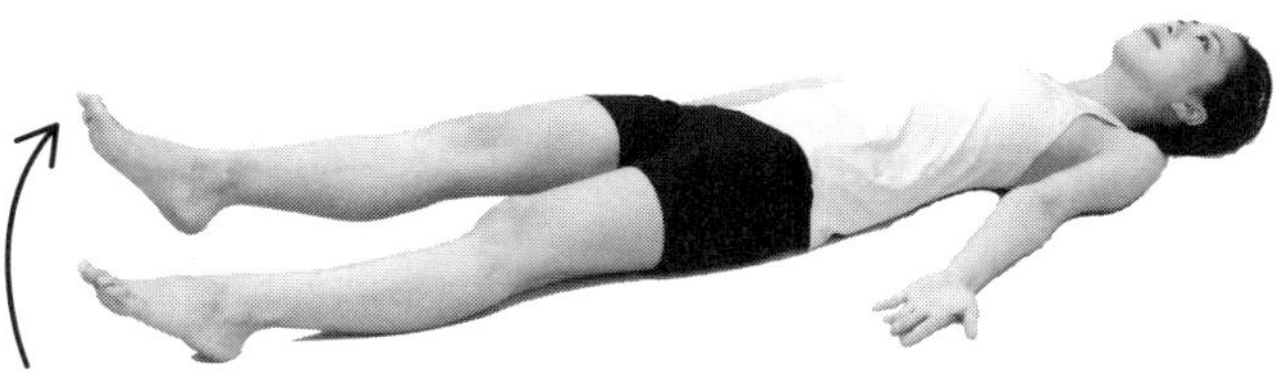

会社を例にお話ししましょう。

仕事をがんばっている部署Aと、サボりがちな部署Bがあります。
業績を上げるために、B部署の分までがんばっていたA部署ですが、
無理がたたり、倒れる人が続出！

でも部署Bはというと、あいかわらずサボったままです。
しだいに会社全体の業績はどんどん悪化していき……。

体にコリや痛みがあるとき、
これと同じことがあなたの体でも起こっています。

A部署こそが、患部です。

腰痛だって、ヘルニアだって、
元をただせばこういうことなのです。

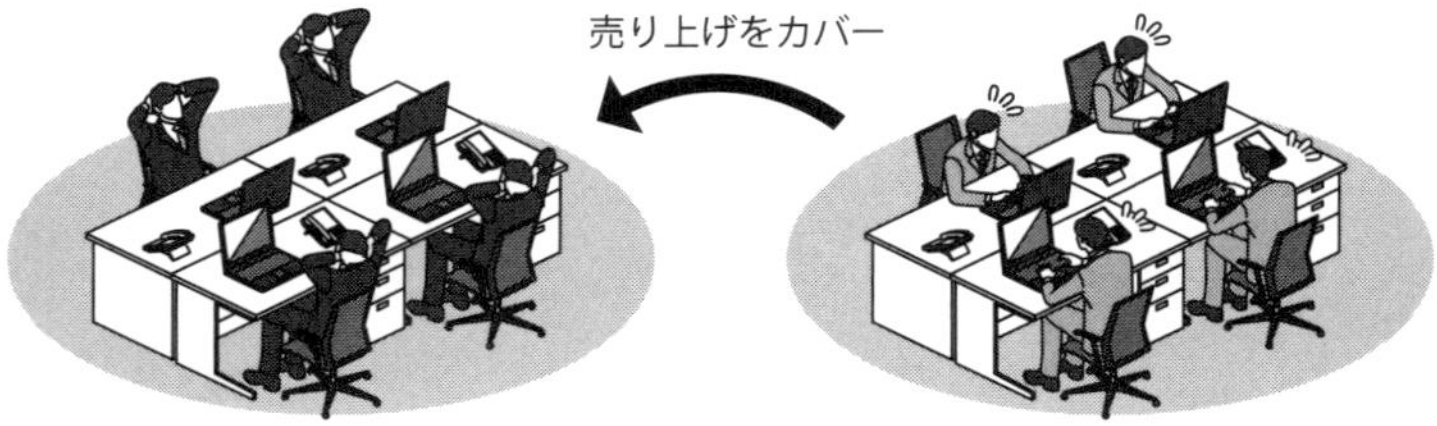

本書でお伝えするセルフケアは

「サボっている部分をいかになくすか」がテーマです。

ここがいままでにない、新しくて画期的な提案。

そのためのエクササイズが、

今回ご紹介する「N-EX《ネックス》」(Neutral motion Exerciseの略)です。

サボっている部分とがんばっている部分の差がなくなり、
クセのない体の動かし方ひいては、
コリや痛みを解消し、再発させない
＝「ニュートラル・モーション」へと導きます。

エクササイズではあるけれど、必死にやる必要はないですよ。

1日数分、気がついたときで大丈夫です。

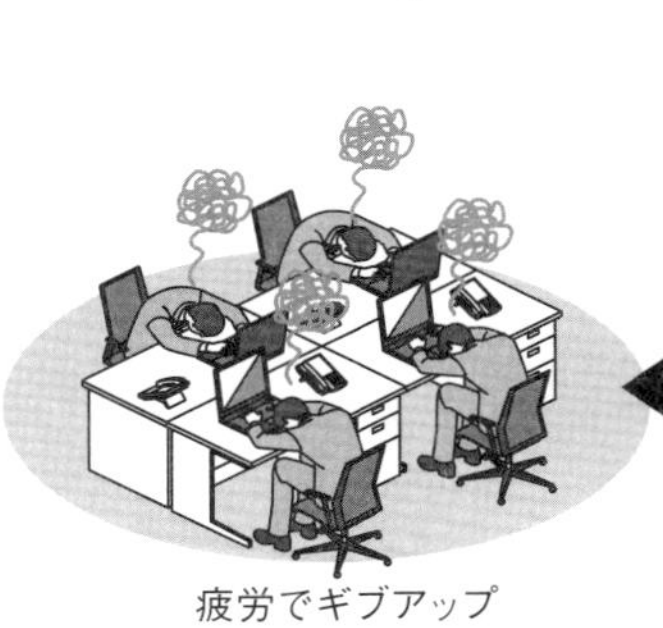

疲労でギブアップ

あいかわらずサボったまま…

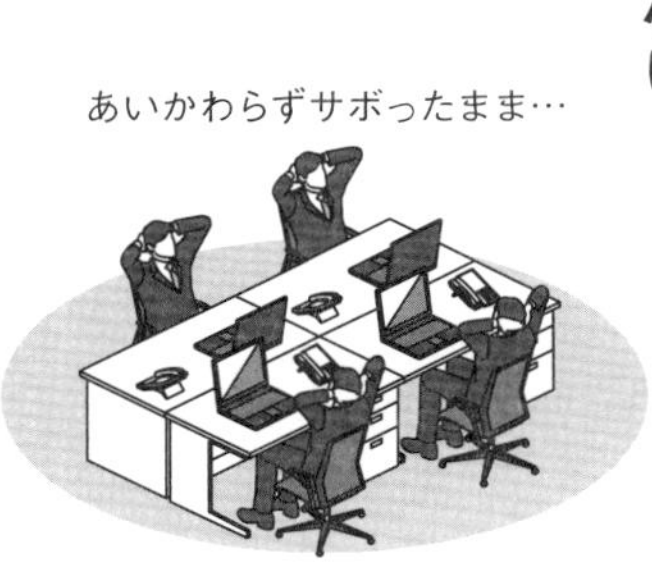

ただし「N-EX」をはじめる前にこれだけ！
あなたの**体の動かし方のクセ**を知っておきましょう。
このクセのことを、本書では「パターン」と呼ぶこととします。

「いつも右足から踏み出してしまう」
「かばんをほぼ左肩にかけている」

こんな生活習慣のクセと同じように、
体には長年染み付いた体の動かし方の
「パターン」があります。

どこでわかるかというと…

上半身のパターンは「胸郭」の動き
下半身のパターンは「太もも」の動き

でわかります。

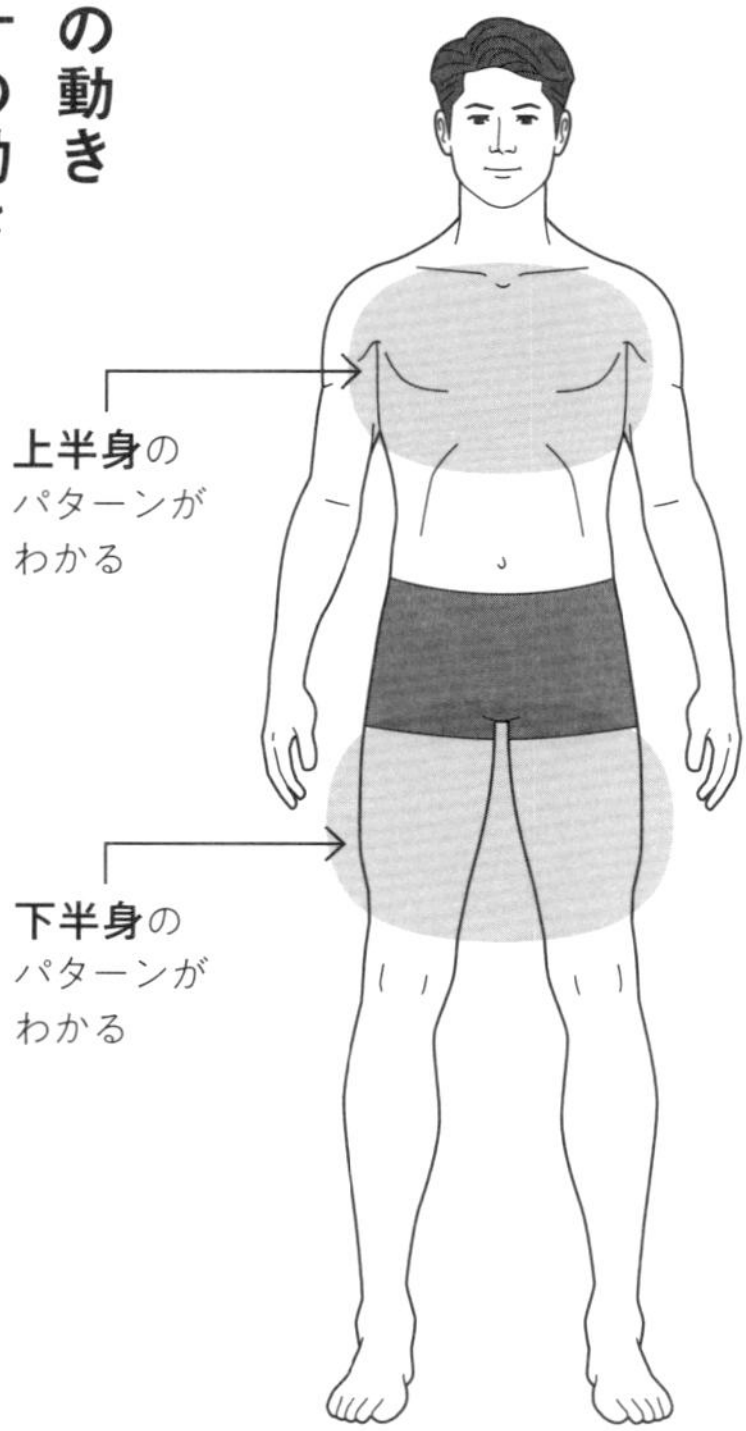

体に占める割合が大きい骨格や筋肉がポイントです。
なぜなら、あらゆる動きに必ずといっていいほどかかわってくるためです。

「パターン」に合ったエクササイズを行うと、
「体の動かしやすさ」を取り戻すことができます。
動きの幅（バリエーション）が増え、
それまでサボっていた場所も使えるようになってきます。

行ったその瞬間から、体が軽くなった感じがする人もたくさんいます。
結果、**さまざまな動きに無理がなく体が整い、**
コリや痛みが改善されていきます。

動きを意識的に変える手もありますが、長年染み付いたクセを変えるより、
日々の「N-EX」で調整していくほうがはるかに簡単です。
では、「N-EX」で行うエクササイズの一部を紹介します！

首の動かしやすさ

パターン１

「N-EX」では
こんなエクササイズを行います

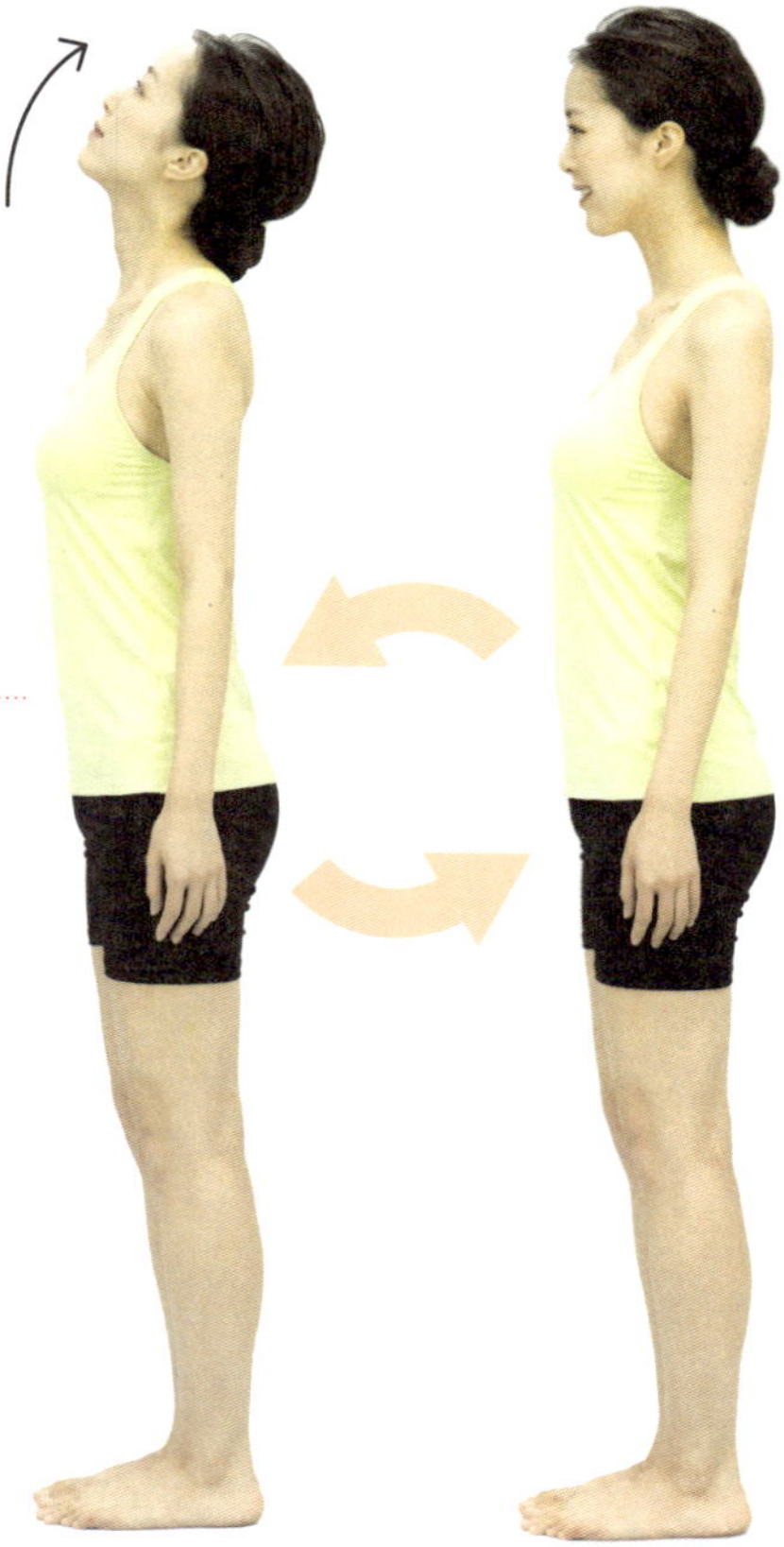

5〜10回
くり返す

頭を【上】に向ける

ラクな姿勢で立ち、ゆっくりと無理をせずに、天井を見上げるようなイメージで。上に向けて戻す、で1回。

パターン 2

5～10回
くり返す

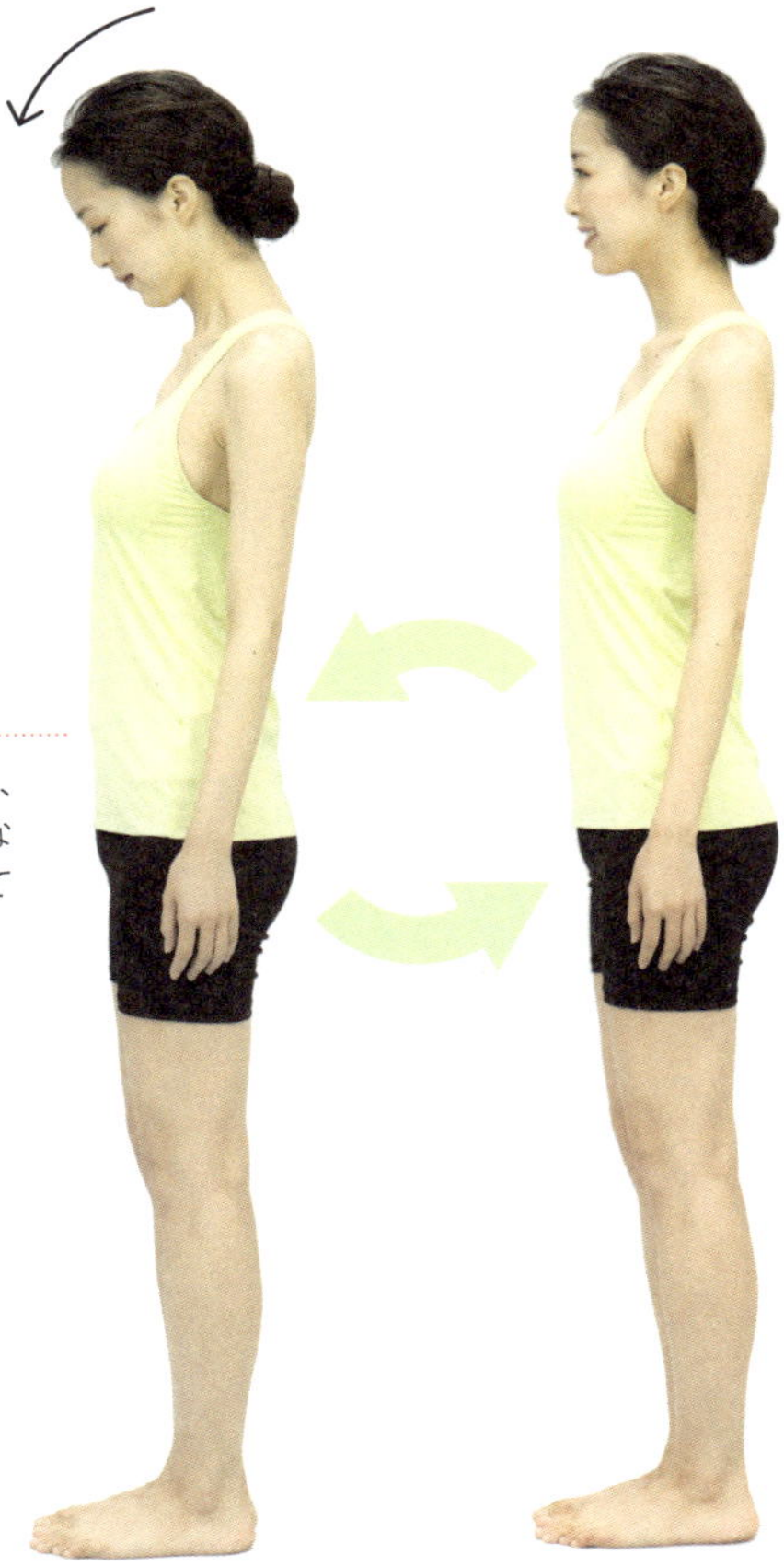

頭を【下】に向ける

ラクな姿勢で立ち、おへそを見るようなイメージで。下げて戻す、で1回。

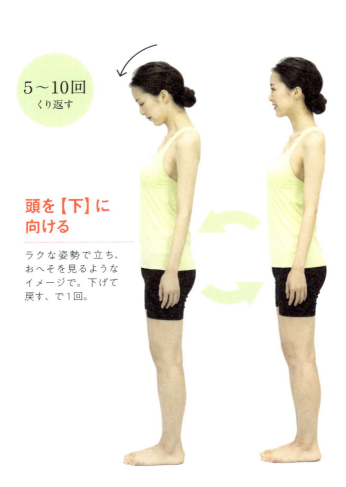

詳しい解説は 75 ページに

息の吸い込みやすさ

パターン1

5～10回
くり返す

腕は前に出す

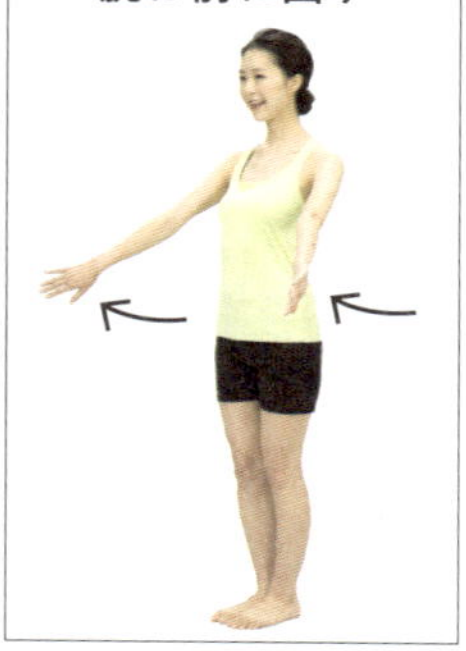

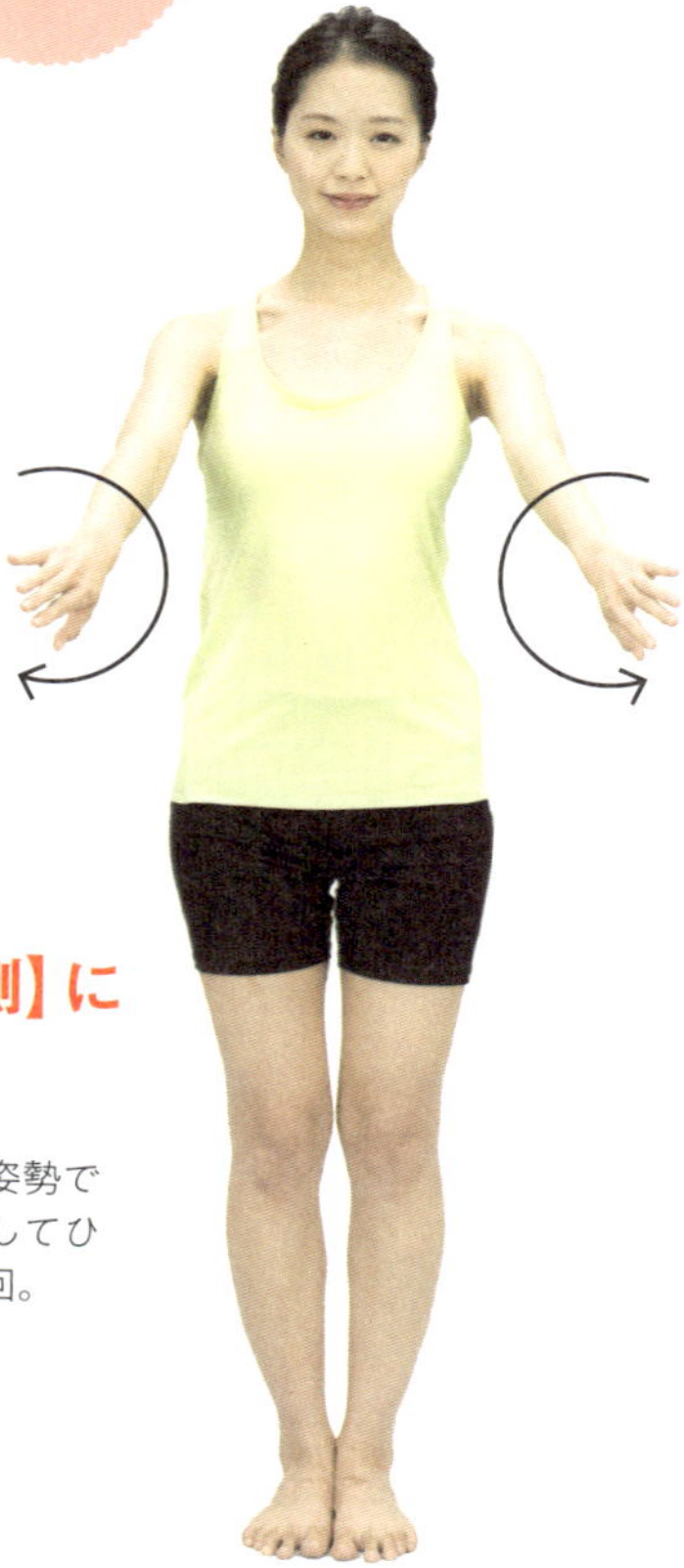

腕を左右に開いて【内側】にねじる

力を抜いたラクな姿勢で行う。腕を前に出してひねって戻す、で1回。

パターン 2

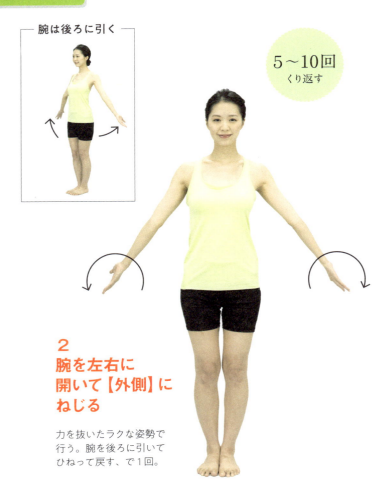

腕は後ろに引く

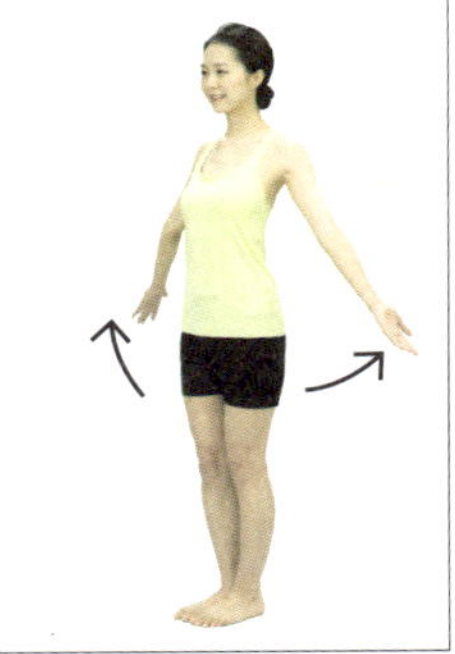

5～10回
くり返す

2
腕を左右に開いて【外側】にねじる

力を抜いたラクな姿勢で行う。腕を後ろに引いてひねって戻す、で1回。

詳しい解説は 77 ページに

脚の上がりやすさ

パターン1

5～10回
くり返す

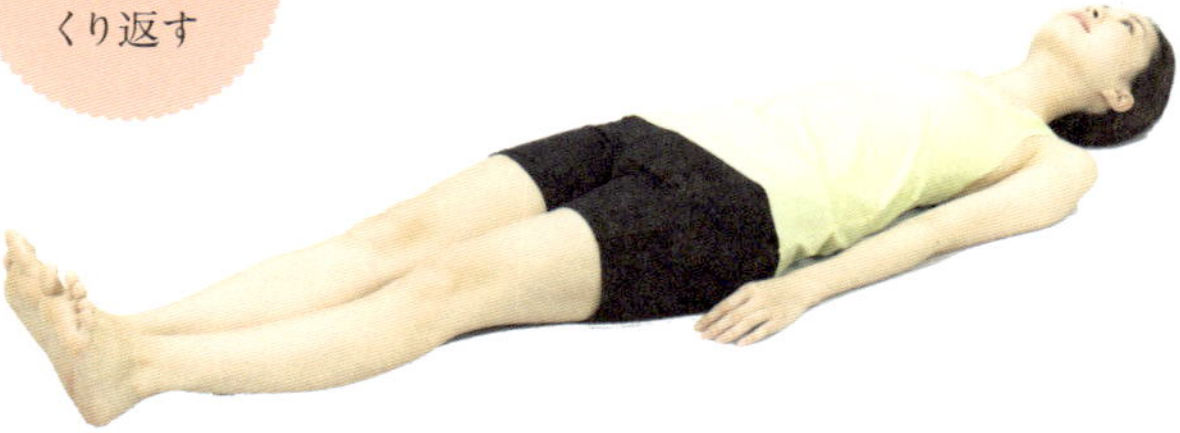

腕を【外側】にひねりながら片脚を上げる

あおむけで行う。脚を上げすぎると判断しにくくなるので5cmくらいがベスト。なんとなく重く感じるほうの脚だけ行えばOK。上げて戻す、で1回。

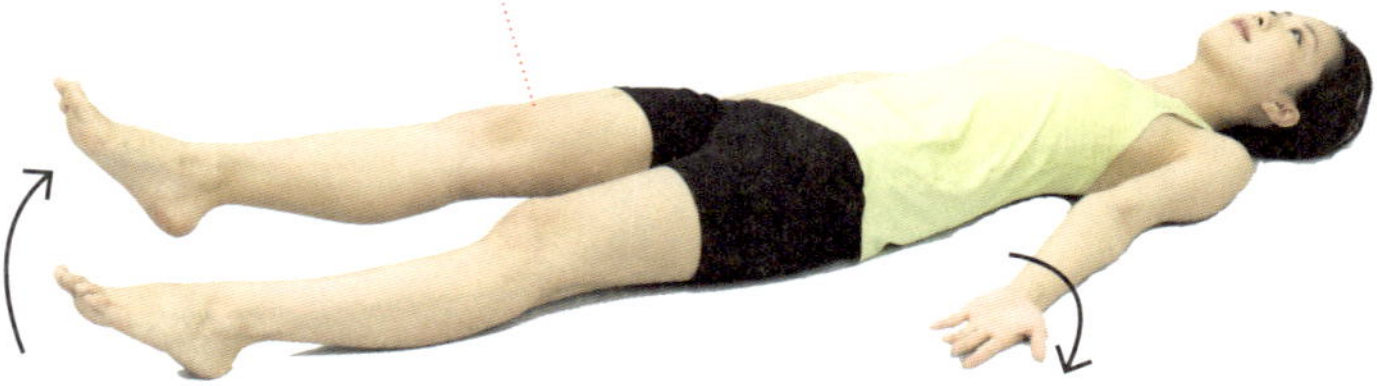

動画でチェック!

パターン 2

5～10回
くり返す

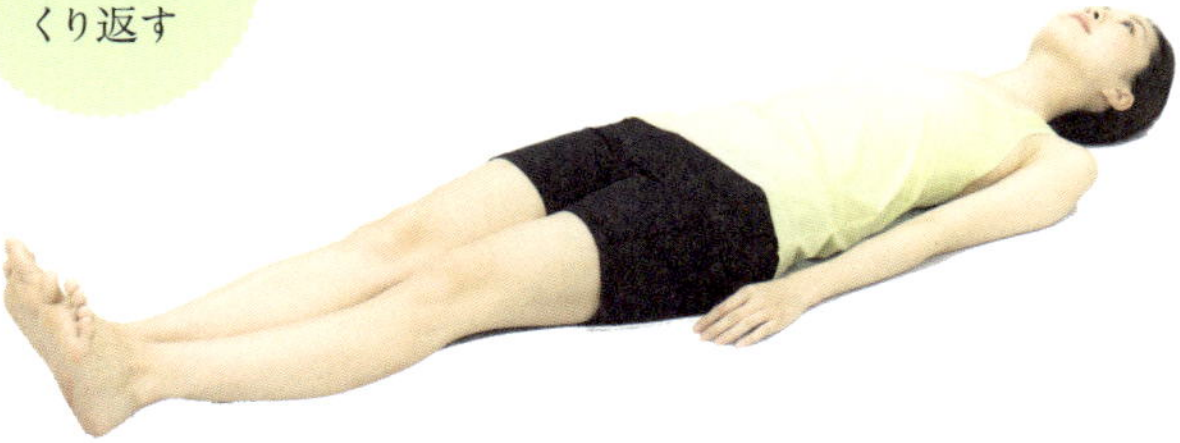

腕を【内側】に ひねりながら 片脚を上げる

あおむけで行う。こちらも同じく、なんとなく重く感じるほうの脚だけ5cmくらい上げる。

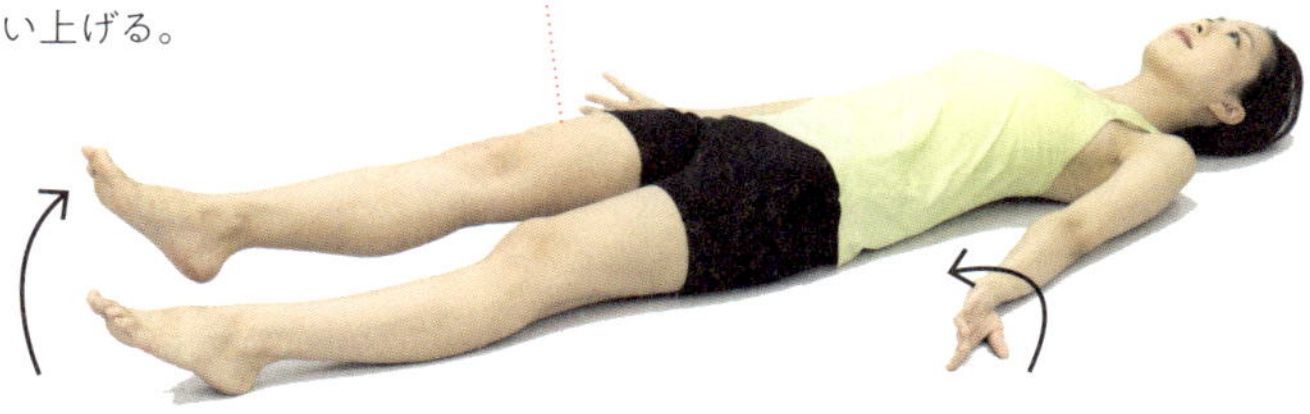

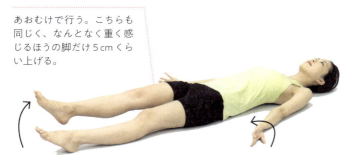

詳しい解説は 78 ページに

動画でチェック！

上半身の曲げやすさ

パターン１

両手を伸ばしたまま胸の【前】で揃え、背中を【丸め】ながら息を【吐く】

5～10回
くり返す

脚がつく高さの椅子に座って行う。腕はまっすぐにしなくてもOK、腕と体の間に丸い空間をつくるようなイメージで。腕を伸ばして戻す、で1回。

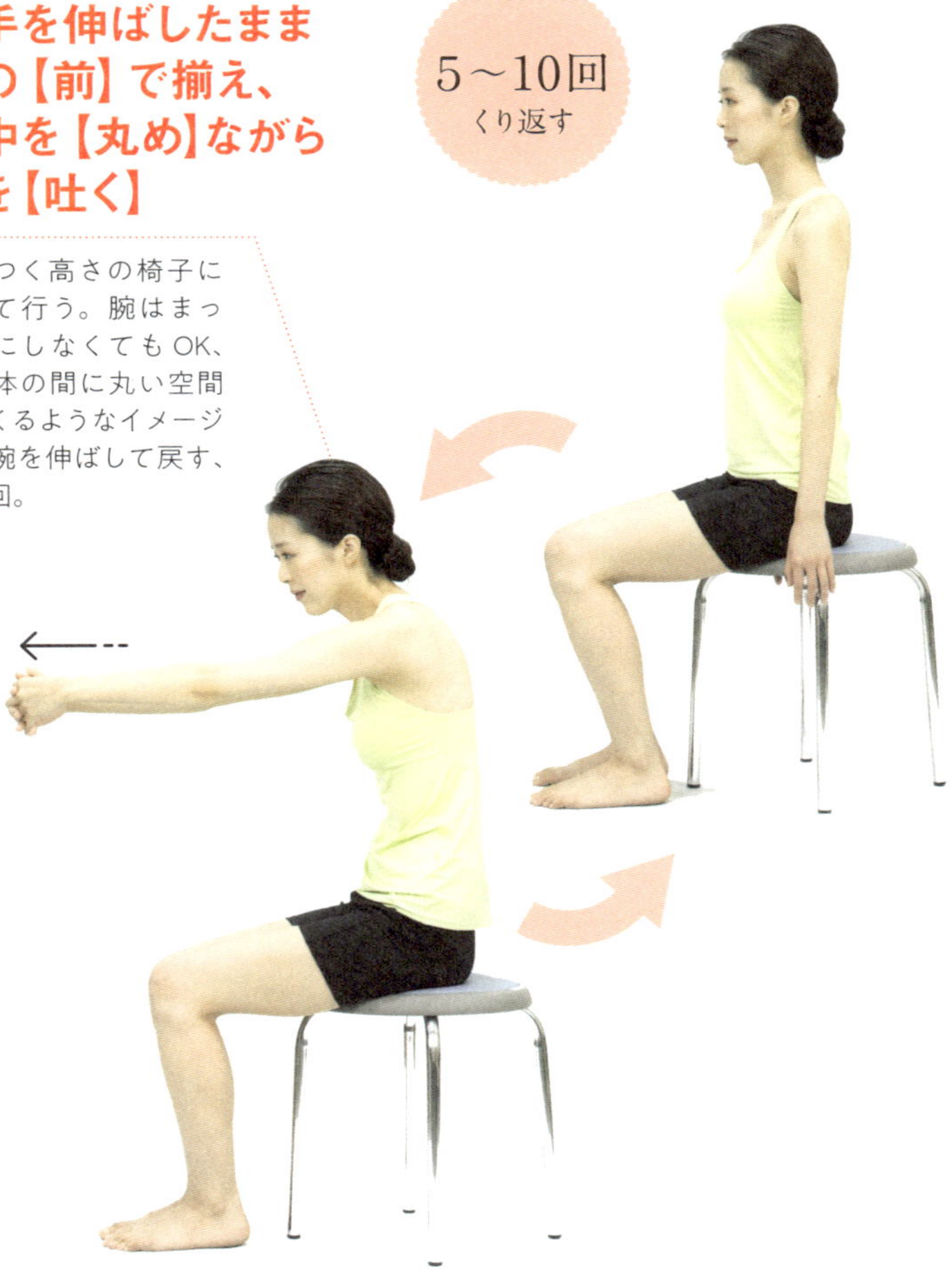

動画でチェック！

パターン2

5〜10回
くり返す

両手を【後ろ】に引き、胸を【張り】ながら息を【吸う】

脚がつく高さの椅子に座って行う。腕はしっかり伸ばすこと。腕を後ろに引いて戻す、で1回。

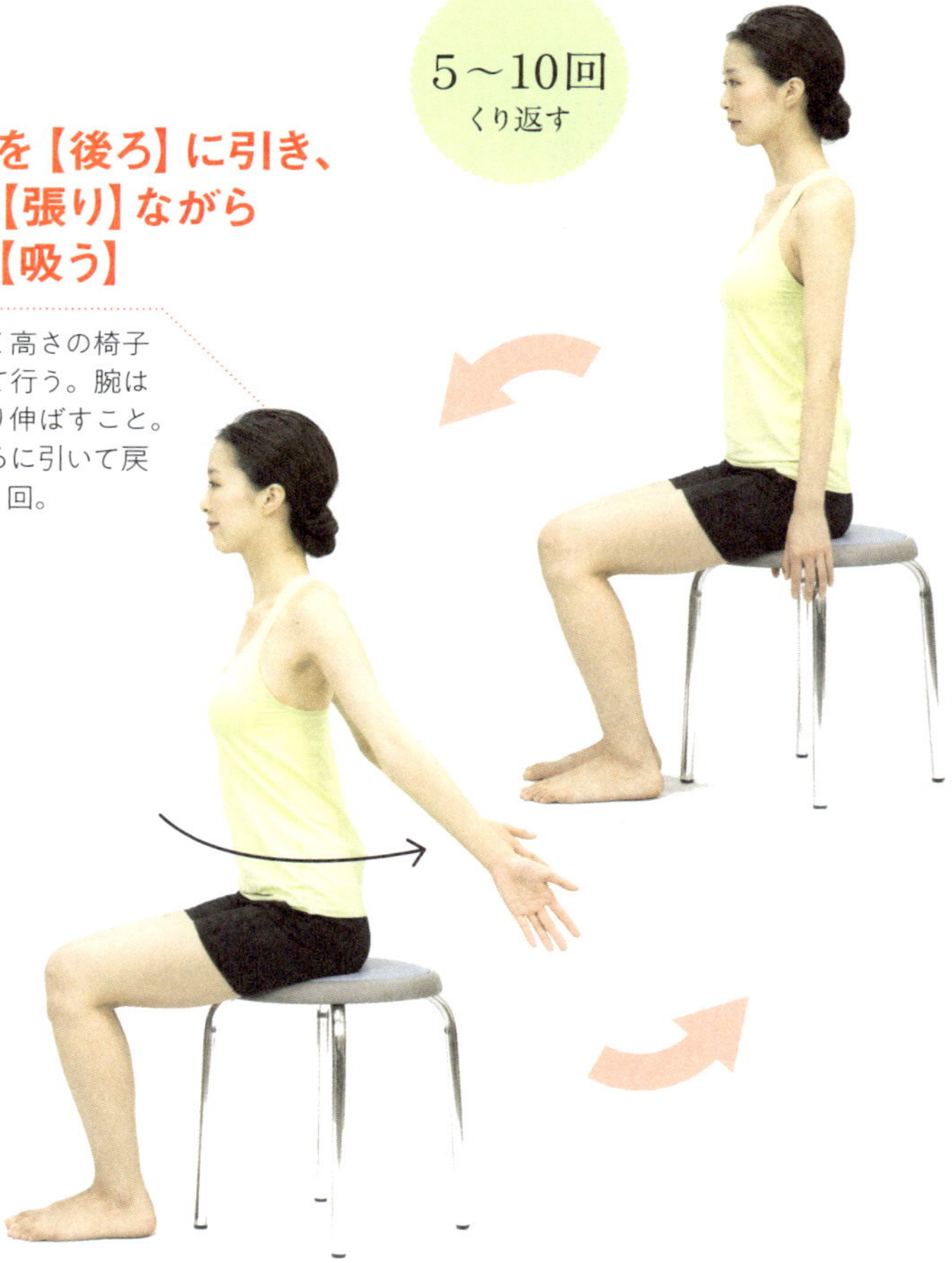

詳しい解説は79ページに

動画でチェック!

膝関節の動き

パターン1

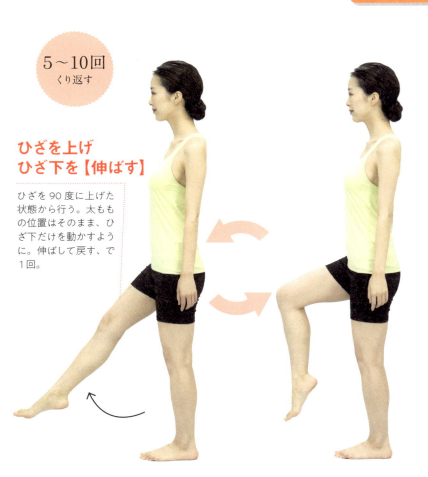

5〜10回
くり返す

ひざを上げ
ひざ下を【伸ばす】

ひざを90度に上げた状態から行う。太ももの位置はそのまま、ひざ下だけを動かすように。伸ばして戻す、で1回。

動画でチェック!

パターン 2

5〜10回
くり返す

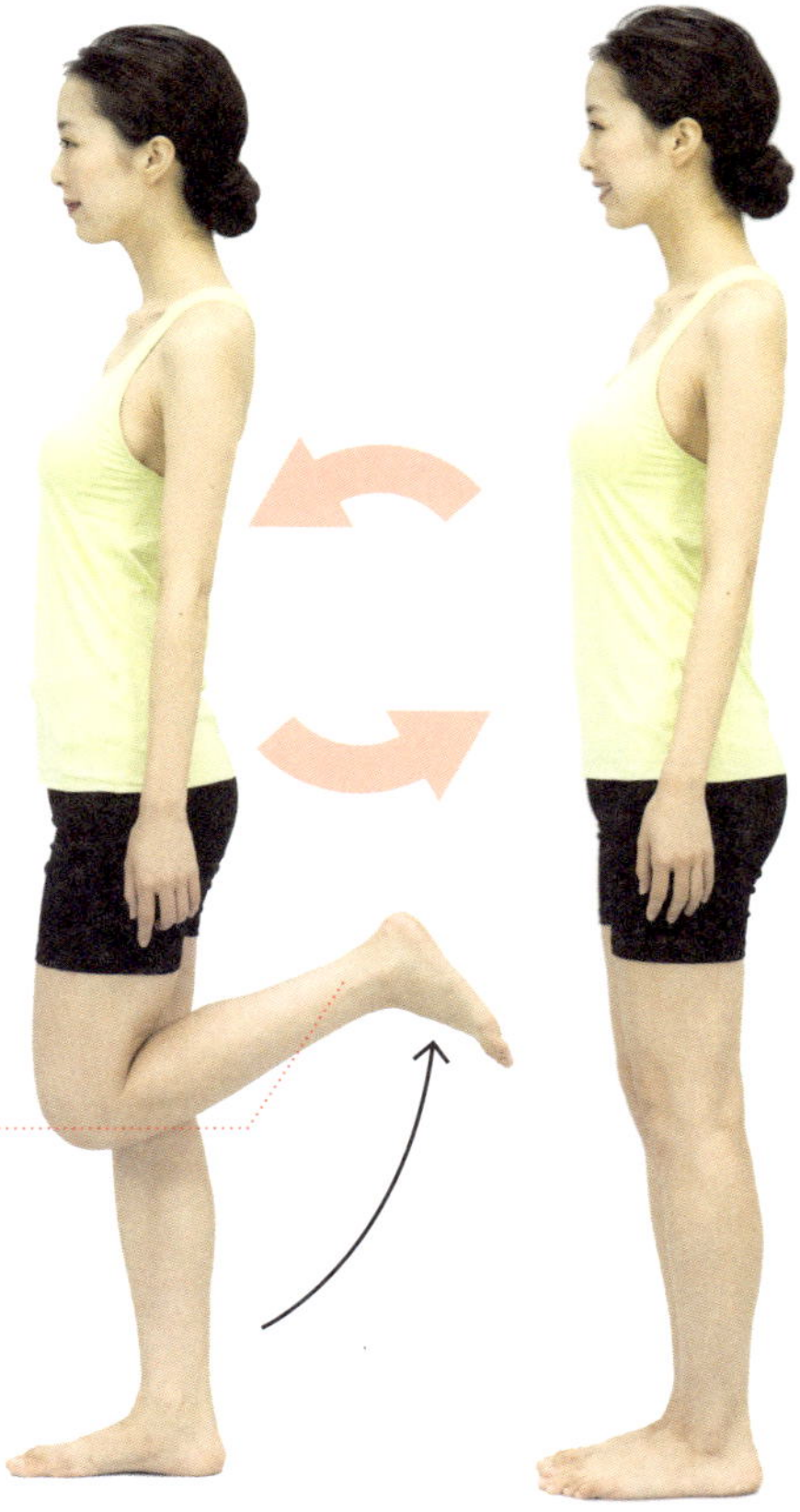

片方のひざを【曲げる】

力を抜いたラクな姿勢で行う。ひざの位置は動かさず、ひざ下のみで。後ろに上げて下ろす、で1回。

動画でチェック!

詳しい解説は 86 ページに

股関節の前後への動き

パターン１

5～10回
くり返す

股関節を動かし、ひざを【上げる】

力を抜いたラクな姿勢で行う。股関節の角度は90度になるように。上げて下ろす、で1回。

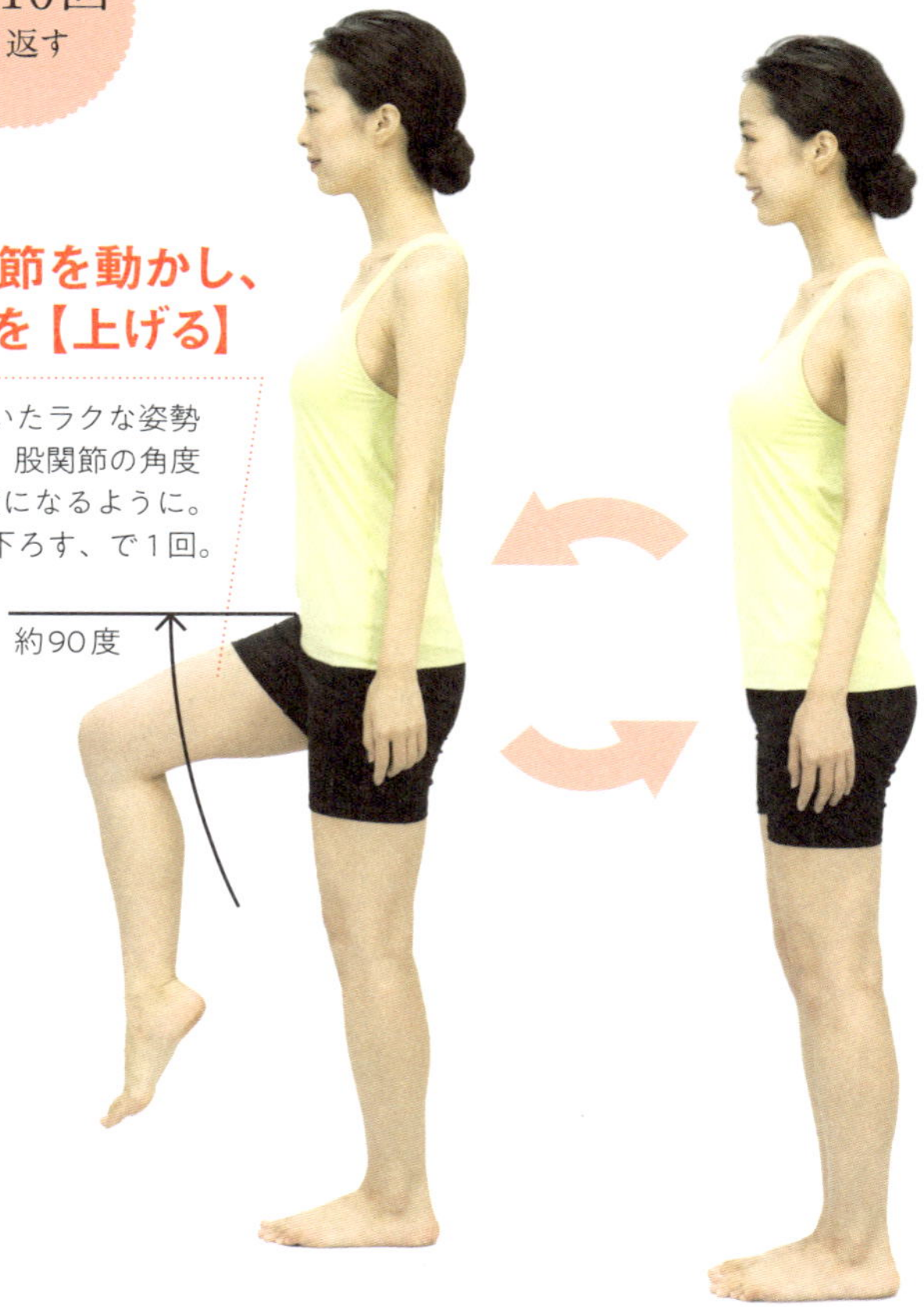

動画でチェック！

パターン 2

5〜10回
くり返す

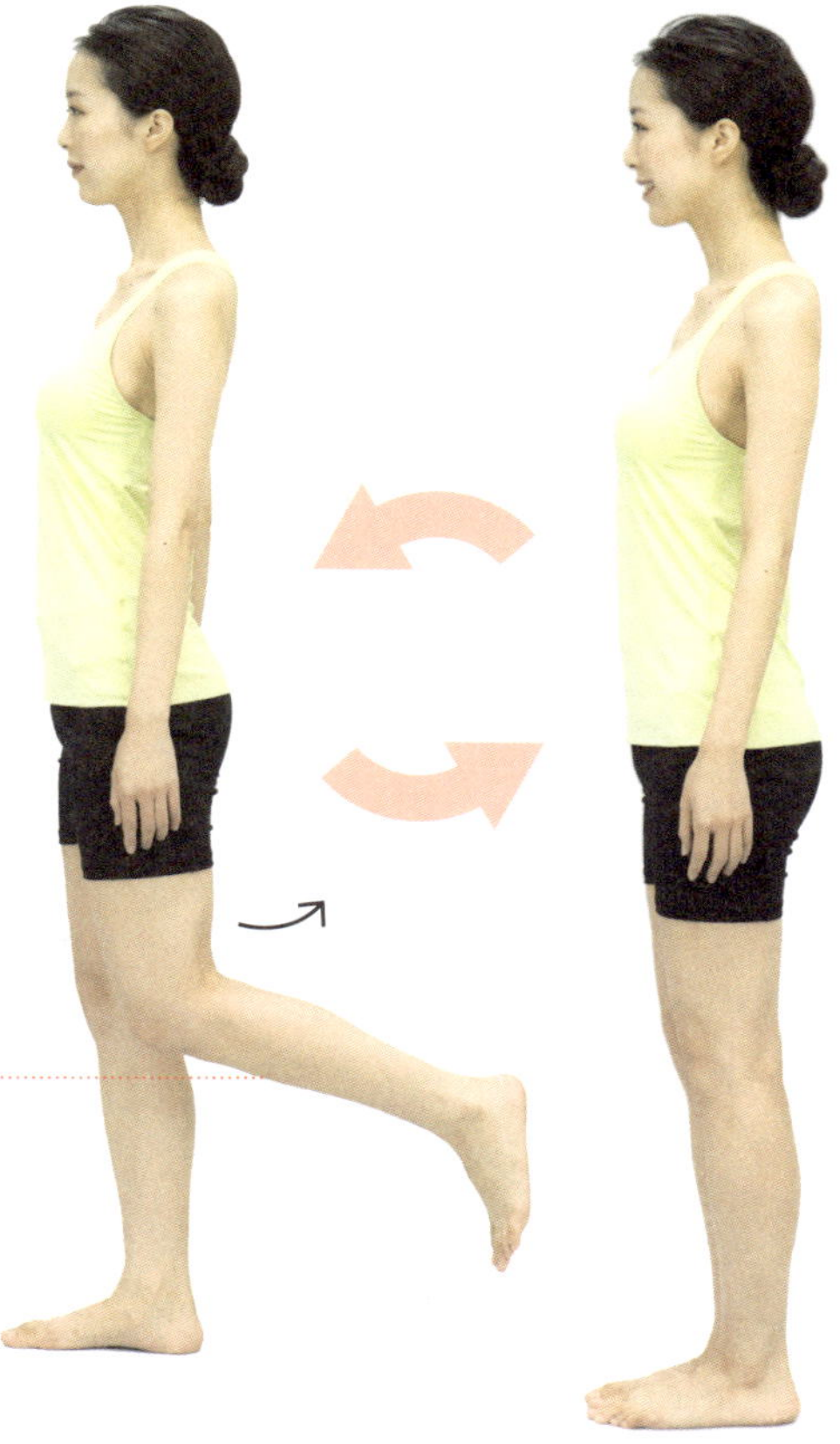

股関節から、脚を【後ろに上げる】

力を抜いたラクな姿勢で行う。股関節から引き上げるイメージで。ひざは伸ばさなくても、お尻の筋肉が使われていればOK。上げて下げて、で1回。

詳しい解説は 87 ページに

動画でチェック！

股関節の内外への動き

パターン1

5〜10回
くり返す

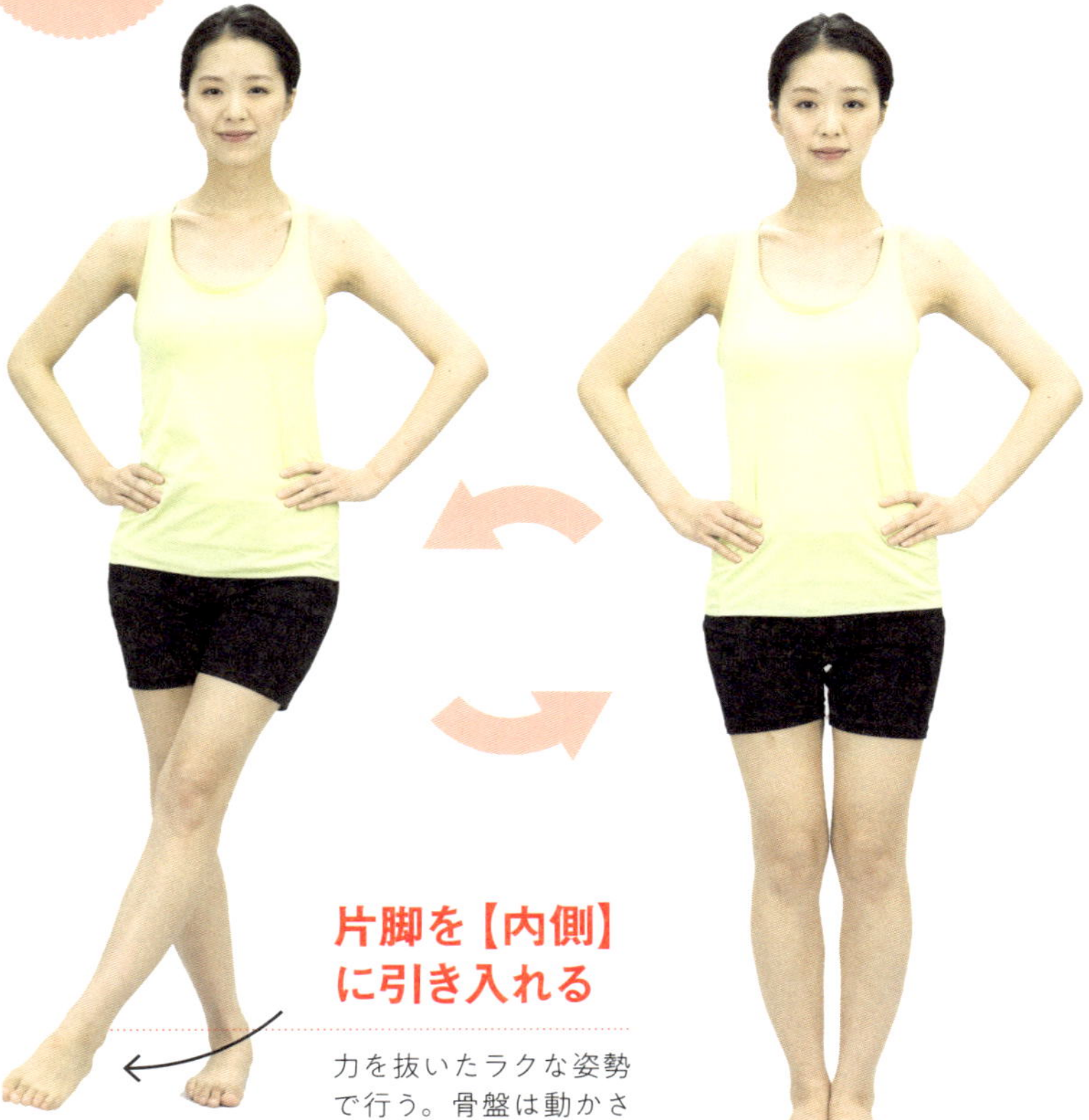

片脚を【内側】に引き入れる

力を抜いたラクな姿勢で行う。骨盤は動かさず、股関節から動かすことを意識する。引き入れて戻る、で1回。

動画でチェック!

パターン 2

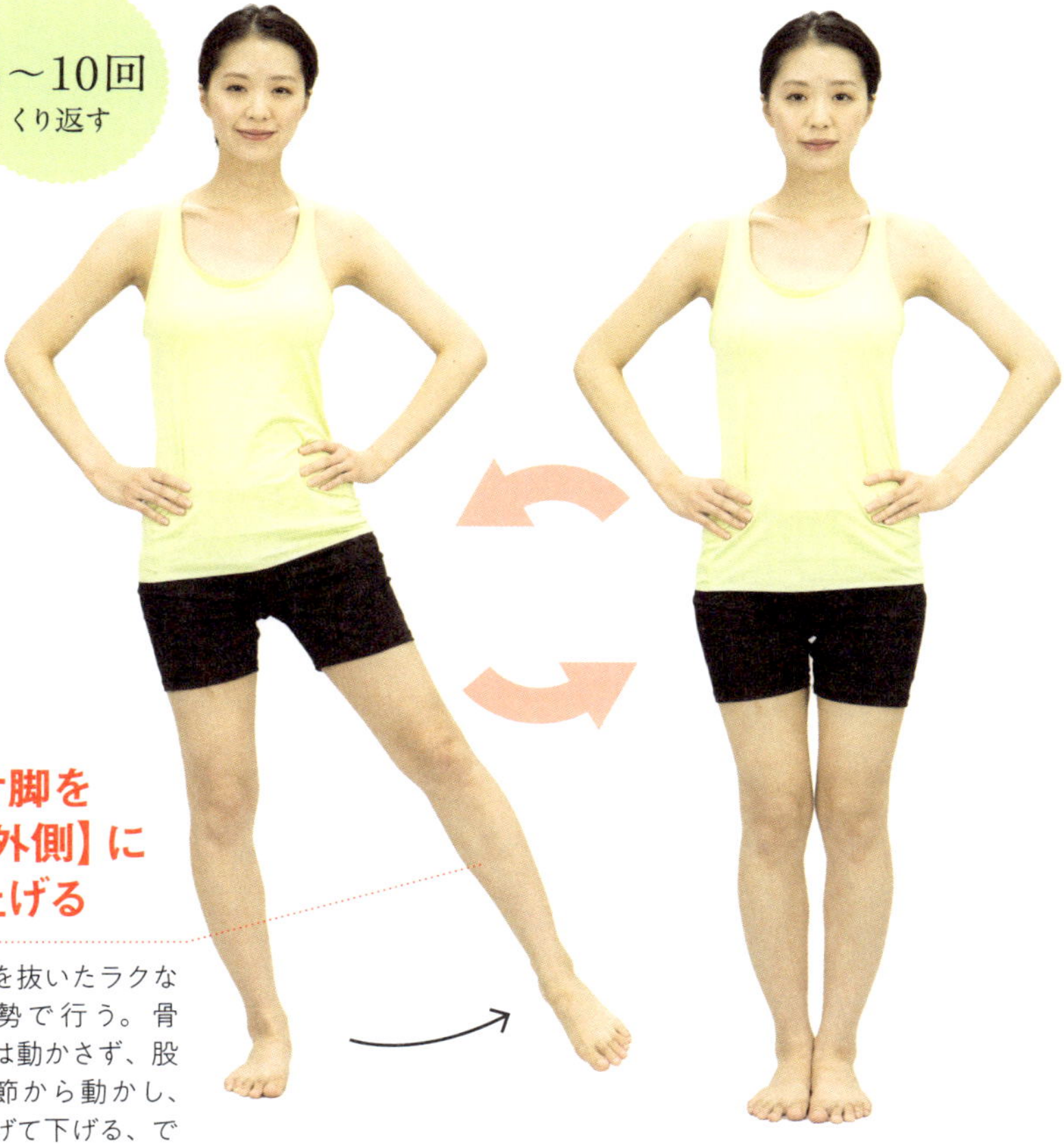

5〜10回
くり返す

片脚を【外側】に上げる

力を抜いたラクな姿勢で行う。骨盤は動かさず、股関節から動かし、上げて下げる、で1回。

詳しい解説は 89 ページに

動画でチェック！

第1章

なぜ、肩をもんでも肩こりが治らないのか？

―やってはいけないセルフケア6つのケース―

これって本当？ 1

ストレッチは肩こり、腰痛の改善、予防になる

まずは、コリや痛みの解消法としてよく知られているセルフケアについて、解説していきたいと思います。

「ストレッチ」とは、おなじみ、筋肉をゆっくり伸ばすことによって、関節の可動域を広げたりする運動のこと。心身の緊張をほぐしてくれる作用があるためか、多くの方に肩こりや腰痛といったコリや痛みをやわらげたり、ケガを予防してくれたりするといった思い込みがあるように見受けられます。

みなさんの中にも、日常のセルフケアとして取り入れている人が多いのではないでしょうか。

しかし、**ストレッチはどんな不調にも効果があるわけではありません。**

むしろ、**ストレッチをすることが逆効果になることもあります。**

たとえばデスクワークで猫背になることが多いから……と背筋を伸ばすために背中を反るようなストレッチをしたとします。

あるいは、腰痛をやわらげるために、前屈をして腰を伸ばすこともあるでしょう。

じつはこの背筋を伸ばす動きでかえって姿勢が悪くなっていくことがありますし、前屈でますます腰が痛くなる場合もあるのです。

ストレッチをした直後はやわらかく、ほぐれたような気がしますが、もし伸ばしてはいけない筋肉をストレッチしてしまうと、**時間とともにどんどん筋肉が固くなり、動きが悪くなっていきます**。

その結果、コリや痛みをケアするつもりがむしろ悪化させてしまいますし、むしろケガを招くことにつながるのです。

ストレッチは万能薬ではない。

まずはこちらを頭に入れておいていただきたいと思います。

ちなみに、柔軟性を高めるためにストレッチをしている方もいますよね。

ほどよい柔軟性はたしかに必要なのですが、じつは体がやわらかすぎるのも考えものです。**ケガや痛みのリスクが高まってしまう**ことがあります。

たとえば、開脚して上半身がべったり床につくような場合、多くは関節がやわらかいからなのですが、その分、安定性（固定性）が必要な骨盤の関節（専門用語では仙《せん》腸《ちょう》関節といいます）も動きすぎてしまう傾向があります。

そのため、ヘンに動くと関節に炎症が起きて、ぎっくり腰のような歩くのもつらい痛みになってしまうこともあるのです。

筋肉や関節がやわらかすぎるということは、治療のために炎症が起きた関節を動かさないように安静に保つことがしづらくなってしまうことでもあります。やわらかすぎるほど柔軟性を高める必要はないのです。

ここを改善！

ストレッチを過信しない

これって本当？2

筋トレで筋肉をつけると腰痛になりにくい

「肩こりや腰痛を解消するためには、筋肉をつけるといい」

こういった説もよく耳にします。これは、次のような考え方がもとになっているのではないでしょうか。

筋力が落ちてくると、立つ、座るといった日常の行動において自分の体を支えるのが大変になってくる。

↓

弱い筋力でも支えやすいように他の部位で補おうとする。

たとえば、腹筋の筋力不足で立つのがしんどい場合、腰を前傾させ、ひざを曲げて猫背になることで、ラクに立つことができる……など。

↓

全身のバランスがくずれ、筋肉の使い方が偏る。結果、肩こりや腰痛が発生。

↓

そうならないために、**筋肉をつけよう！**

こうした〝筋トレ至上主義〟もよくある都市伝説のひとつですが、残念ながら**筋肉を鍛えたからといってコリや痛みがなくなるわけではありません**。

本当に筋肉を鍛えることで肩こりや腰痛にならないとしたら、ハードな筋トレを続けて筋肉量を増やしているボディービルダーは、体のコリや痛みと無縁ということになりますよね。

同じ理論でいえば、男性に比べて筋肉量が少ないはずの女性ほど、肩こりや腰痛が多いことになります。

しかし実際は、ボディービルダーだって肩こりや腰痛に悩んでいます。

女性の中には肩こりと無縁の人もいます。

後の章で詳しく解説していきますが、コリや痛みの本当の原因は、筋肉量の問題ではなく、**「体の使い方のクセ」**によって**「筋バランスが悪くなっていること」**にあります。

ただ、このように書くと「ではバランスを悪くしている弱い筋肉を鍛えればいいんだ」と、また筋トレ至上主義に話が戻されそうなのでお伝えすると、じつは**弱いと思っている筋肉が弱いとは限らないのです**。

たとえば、生活習慣によってある筋肉に日常的に負担をかけ続けたとします。すると、本来弱いわけではない筋肉でも過労によって力を十分発揮できなくなり、〝弱くなった〟と感じてしまうことがあります。

筋肉は持続的にがんばっていると、当然ながら疲労してきます。

誰だって、一生懸命働きすぎて疲労していると本来の力を発揮できません。なのに「もっとがんばれよ！」と言われたらどう思うでしょう。

同じことを筋肉に求めてしまうことがよくあります。

「この筋肉が弱いから鍛えて強くしよう！」とトレーニングすれば、疲労した筋肉に鞭打ってさらに追い打ちをかけ、むしろコリや痛みが増大してしまうことになるでしょう。

私は筋力トレーニング自体を否定するつもりはありません。

体を支えるために筋力は必要ですが、筋トレはあくまでもトレーニングです。肩こりや腰痛の治療ではないことを、ぜひご理解いただきたいと思っています。

ここを改善！

筋トレをしても改善しないばかりか、むしろ悪くなることもある

これって本当？3

肩がこったらまずはマッサージをしよう

体のコリをほぐすために、マッサージに通う人も多いのではないでしょうか。

マッサージには皮膚をさすったりもんだりすることで血流を上げ、筋肉をゆるめる働きがあります。

ですが、筋肉をマッサージする方向によっては**効果が得られないどころか、体のバランスがガタガタになってしまう**ことをご存じでしょうか。

その人にとってゆるめてはいけない筋肉をマッサージによってゆるめてしまうと、より筋肉を緊張させてしまい、首や腰、肩の痛みがさらに強くなることもあります。

ゆるめてはいけない筋肉は家にとっての支柱のようなもの、とイメージしてもらうとよいでしょう。

家には支柱と呼ばれる、文字どおりその家を支えている柱がありますよね。支柱はしっかりと硬くて、安定感がなくてはなりません。そうでないと家が倒れてしまいます。同じように、体の〝支柱〟となる筋肉がゆるんでいたら、体を支えるバランスが悪くなり、安定感が損なわれてしまいます。

そこで、体を安定的に保てるように、他の部分で弱まった支柱の働きをカバーしようとするために、さまざまな弊害が起こるのです。

ちなみに、「痛ければ痛いほどマッサージが効いている」というのも誤解です。痛みを感じるほど強い力でマッサージされると、痛みに対して身構えることで筋肉がよけいに緊張したり、筋《きん》や筋膜を痛めたりして、炎症を起こす可能性があります。これがいわゆるもみ返しで、ゆるめても、緊張させても、その人に合っていなければもみ返しになります。

コリや痛みといった不調に悩まれている方は、さまざまなマッサージ店を転々とされているようです。それはつまり、**マッサージにはリラックス効果はあるものの、根本的な解消効果がない**ということを表しているのではないでしょうか。

ちなみに、もみ返しで痛みがでている場合は患部を冷やし、第3章に掲載したエクササイズを行ってみてください。身体のバランスを整え、炎症を起こした部位の治りが早くなります。

ここを改善！

マッサージは気持ちがいいけどよくならないことがある

これって本当？4

体のゆがみがコリや痛みを引き起こす

体のゆがみはたしかにコリや痛みの原因になるのですが、私は「さほど気にすることではない」と患者さんにお伝えしています。なぜなら、ゆがみよりも**体の動かし方のクセのほうが体に与える影響が大きい**からです。

そもそも生まれたときから、誰にでも多かれ少なかれ体にゆがみが出ていますし、心臓は左にひとつだけ、肝臓は右側にひとつだけ、と人間の体自体が左右対称ではありません。**完全にゆがみのない体を目指してもそれは不可能**ですし、そもそも目指す必要がないのです。

ときどき患者さんから「靴のかかとの外側ばかりが減るんです」という相談を受けます。自分の体がゆがんでいるのではないかと心配されているのです。

こういった場合も、「一般的なことですよ」とお答えします。

なぜなら**歩いているときはかかとの外側が先に地面に着き、その後で足裏全体が着**

くので、どうしてもかかとの外側から減っていくからです。

もし靴のかかとの内側と外側が均一に減っていたり、内側ばかりが減っていたりしたら、それこそ歩き方に問題があるかもしれません（そんな患者さんに会ったことは未だかつてありませんが……）。

また、靴の外側の減り方が早いケースとしてＯ脚が考えられます。ただし、**かかとの外側が適度に減った靴はＯ脚のひざを矯正する作用になっていることもある**ので、その靴で歩きやすいなら問題ないのです。

「ゆがんでいる！」と言われると、なぜか私たちは責められているような気がして、正しい位置に戻さなければいけないと思ってしまいます。

でもコリや痛みを改善する場合、ゆがみそのものをなおそうとするより、コリや痛みが起きにくい体の動かし方に変えるほうが早いし、確実なのです。

ここを改善！　体はもともとゆがんでいるし、左右差もある

これって本当？5

湿布を貼ると、とりあえず痛みはひく

市販の湿布薬のパッケージには腰や肩のコリや痛みに効くようなイメージのイラストや写真が使われていますから、とりあえずコリや痛みがあれば貼っておこうと考えてしまいます。

ここにも盲点があります。

コリや痛みでも、湿布薬が効く場合と効かない場合があるのです。

その理由は湿布薬に含まれる成分に関係しています。湿布薬に含まれているのは抗炎症剤＝炎症を抑える薬です。つまり、湿布薬は炎症を起こしている場合に限って効果があります（ちなみに、温湿布と冷湿布の効能に違いはありません）。

たとえば肩の不調についてみてみましょう。

肩こりは肩の筋肉が緊張しているために起こる症状です。炎症ではないので、抗炎症剤である湿布薬を貼っても改善されません。

一方、**五十肩の痛みは、肩や腕の筋肉の炎症によるもの**です。そのため、湿布薬を貼って皮膚から抗炎症剤を患部に浸透させれば、それなりに痛みを軽減させる効果が期待できます。

ぎっくり腰も腰の関節の炎症によるものですから、湿布薬を貼れば痛みの改善がみられます。

湿布薬の効果を最大限に引き出すには、**自分のコリや痛みはそもそも何が原因なのかを知っておく必要**があります。

「緊張」によるものなのか、「炎症」によるものなのか……。緊張と炎症の簡単な見分け方は、**熱を持つ痛みがあるかどうか**、で判断するとよいでしょう。

ちなみに、肩こりや腰痛になったら患部を温めたほうがよいとする考え方もありますが、結論からいうとあまり効果はありません。

温めると筋肉がゆるみますが、ゆるませてもコリや痛みが改善しない理由は先にお伝えしたとおりです。

ただし、五十肩やぎっくり腰など、関節が炎症を起こしている場合は、冷やすと鎮痛効果があります。

ここを改善！

肩こりに湿布薬は効かない

これって本当？6

軟骨成分のサプリメントはひざ痛に効く

加齢によって膝関節《しつかんせつ》の軟骨がすり減ると、骨と骨がぶつかってひざが痛くなることがあります。

だからグルコサミンやコンドロイチンなどの軟骨成分のサプリメントを服用すれば、減った分の軟骨が形成されてひざの痛みがなくなる……。

サプリメントの広告によるすり込みのせいか、このように信じている人も少なからずいらっしゃいます。しかし、これらの軟骨成分が摩耗した軟骨を修復するとの科学的根拠は、残念ながら示されていません。

そもそもひざ痛に関していえば、**ひざ軟骨には痛みを感じるレセプター（受容体）がないので、軟骨が摩耗しただけでは痛みは発生しない**のです。

ひざの痛みを感じるのは、ひざの皿（専門用語では膝蓋骨《しつがいこつ》といいます）の下にある脂肪体（膝蓋下脂肪体）の部分です。

文字どおり脂肪でできており、ここには痛みを感じるレセプターがたくさんあるため痛みを感じるのです。

また、膝関節を覆っている袋状の膜があり（関節包といい、外側は線維性膜、内側は滑膜で構成されています）、その内側にある滑膜にも痛みを感じるレセプターがあります。よって、ここが炎症を起こすとひざの痛みになります。


くり返しになりますが、軟骨自体は痛みを感じないので、痛みを解消するために軟骨成分をとればいいという話は成立しません。

そもそもサプリメントを口から摂取し、成分がひざに届く確率はどのくらいあるのかといえば……太平洋に浮かべた小枝をハワイのホノルル港、しかも特定のヨットハーバーに届けるようなものでしょう。つまり**確率はほぼゼロに近い**ということです。

ただし、ひざの痛みの治療として、軟骨の滑りをよくするヒアルロン酸を直接ひざに注入することがあります。これは、ピンポイントでひざに注入するので効果が期待

ひざの構造はこうなっている

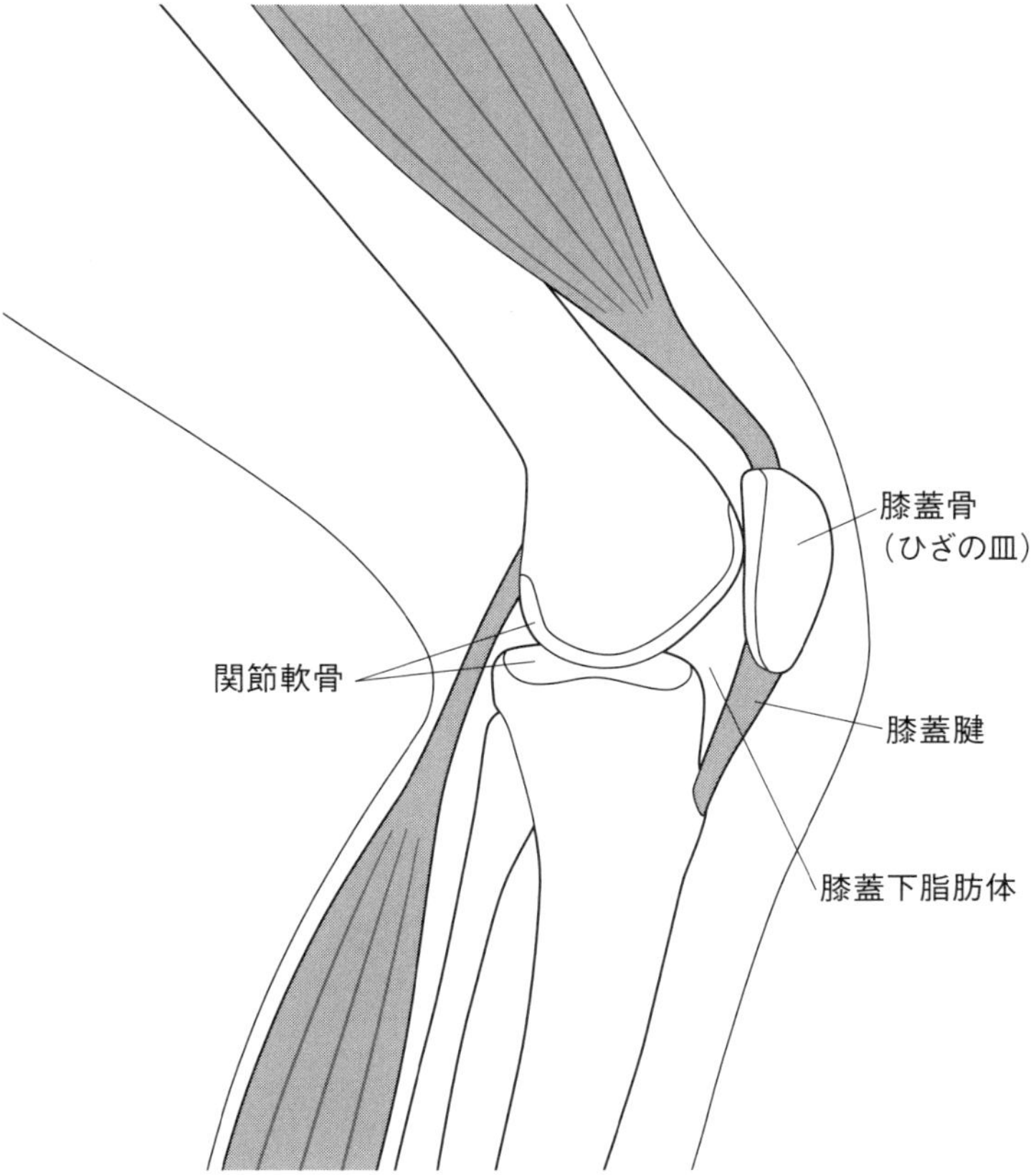

ひざの痛みを感じるのは、ひざの皿の下にある脂肪体（膝蓋下脂肪体）。イラストを見てもわかるように軟骨と隣接している。しかし、軟骨自体は痛みを認識できない。

できると医学的に認められた治療法のひとつです。

「なんとなく効きそうだから」という理由だけでサプリメントを買い続けるのは得策ではありません。

ちなみに、30代、40代でひざが痛くなる場合も軟骨がすり減っているのではなく、別の原因が考えられます。それについては、第5章で解説します。

ここを改善！

「軟骨成分が摩耗した軟骨を修復する」との科学的根拠はない

第２章

コリや痛みの原因は「患部」にないと知っておく！

―体にはサボっている場所とがんばっている場所がある―

Self case ⓪ コリや痛みのしくみは「会社」にたとえるとわかりやすい

第2章では、みなさんを悩ませるコリや痛みの〝本当の原因〟について、理学療法士の立場から解き明かしていきます。

すでに激しい肩こりや腰痛にお悩みの方は、第3～5章に進んでいただいてかまいませんが、できれば従来のセルフケアの方法とはまったく異なる理由をご理解いただくためにも本章をご一読いただくことをおすすめします。

コリや痛みが発生する原因は症状が出ている場所にない。

このことはすでにお伝えしたとおりです。

本当の原因は**体に「がんばっている部分」と「サボっている部分」があるため**です。

会社を例にご説明しましょう。

ある会社に、仕事をがんばっている部署Aと、サボっている部署Bがあるとします。

会社全体の業績を上げるために、部署Bの分までがんばってきた部署Aでしたが、し

コリや痛みが発生のしくみを会社にたとえると

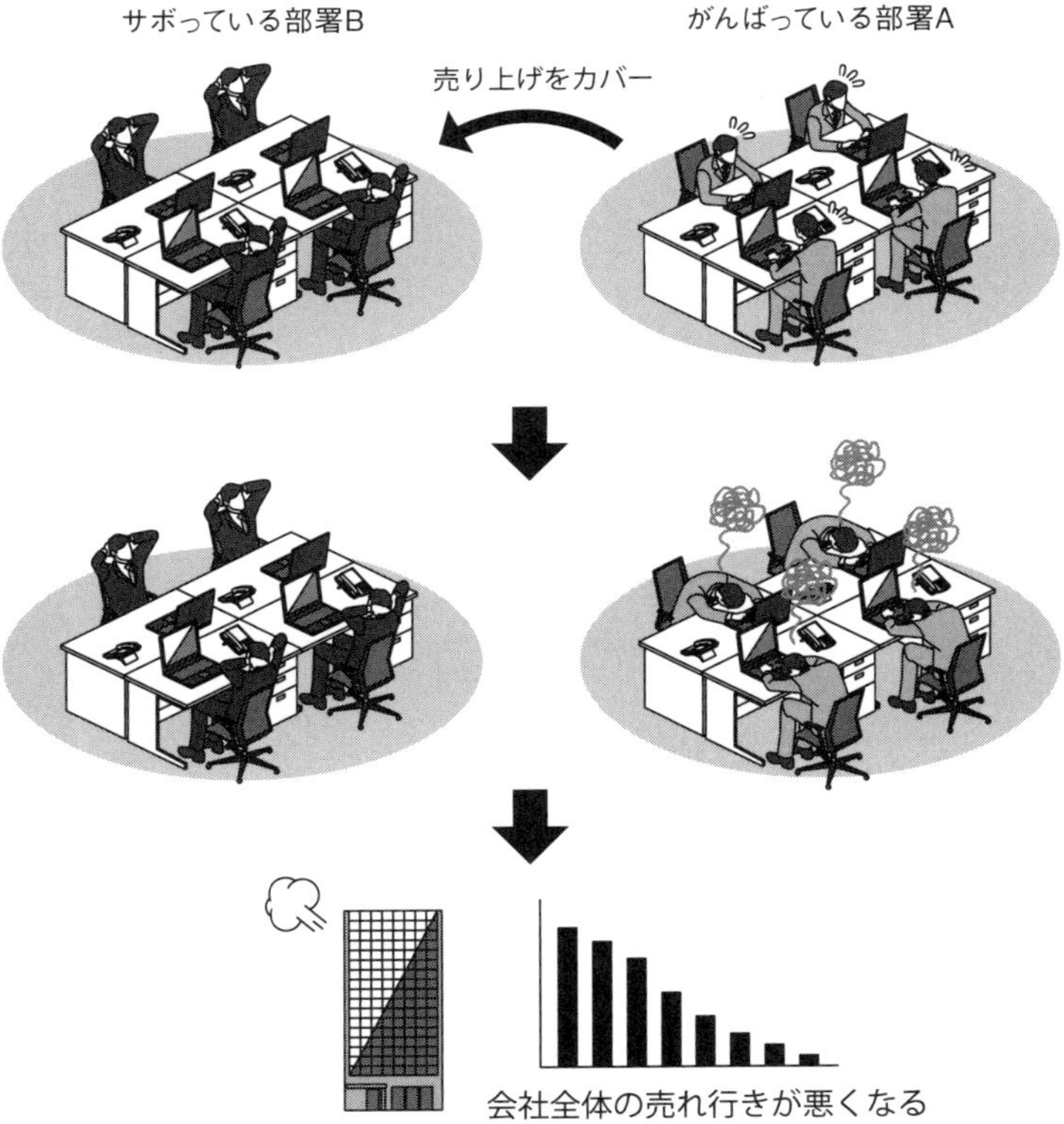

サボっている部署は一向に働き始める気配がない一方で、がんばっている部署では、働きすぎて疲労がたまった社員が増加。結局、会社が回らなくなり全体的に売り上げが悪化し、会社が立ち行かなくなってしまう。

だいに無理がたたり、部署の人たちがどんどん倒れてしまいました。

一方、部署Bの社員たちはあいかわらずサボったまま。そのため、会社全体の業績はどんどん悪化していき、気づいたときには甚大な経営不振に陥っていました……。


体内に「がんばっている部分」と「サボっている部分」があると、これと同じことが起こります。

ある場所（部署B）の動きや筋肉、関節がサボっているせいで、別の場所（部署A）の筋肉や関節が過剰にがんばる必要が生じ、**結果としてがんばっている場所にコリや痛みが発生**します。そして、それらがあらわれやすいのが肩だったり、腰だったりするわけです。

サボっているとは、本来もっていた働きや力が下がっている状態（機能低下）と考えていただくとよいでしょう。

だからコリや痛みが発生している場所をもんだりほぐしたり、伸ばしたり、鍛えたりしても、一時の対症療法でしかなく、根本的な原因の解決にはならないのです。

より理解していただくために、床に落ちた物を拾うときの体の動きをイメージしてみましょう。

本来、かがむ動作は**股関節、ひざなどを連動させて行うのがいちばん自然で、体に負担のない動き**です。

ですが、股関節やひざがサボっていたら、腰だけでがんばってかがまなければなりません。そうやって無理を続けた結果、積もり積もって腰痛になったりします。

専門家によっては、腰痛の治療で「背筋を鍛えましょう」などと指導することがあるかもしれません。

しかし、背中や腰の筋肉を鍛えるために背筋運動などの筋トレを行うことは、ただでさえ過労で社員が倒れそうになっている部署に「もっとがんばって働け!」と言っているのと一緒です。

また、マッサージやストレッチなどの対処方法は、疲労で倒れている部署に少し休みを与えることにはなりますが、サボっている部署がある限り現状は変わりませんよね。いずれはがんばっている部署の社員が過労で倒れていくことになるのです。

物の拾い方をくらべてみると

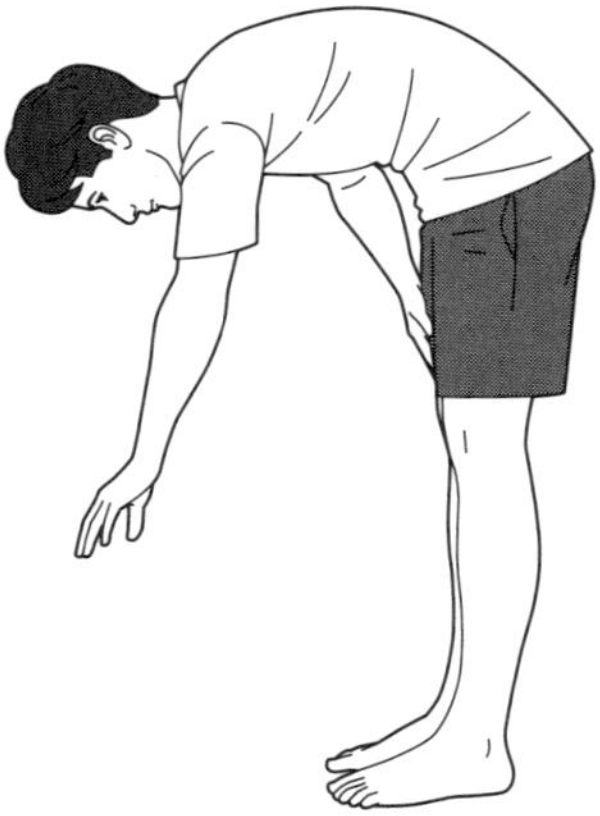

サボっているやり方

腰だけを曲げてなんとか拾おうとしているため、腰に負担がかかっている。この場合、股関節やひざがサボっている部分になる。使わない→もっとサボってしまう…という負のスパイラルに陥る。

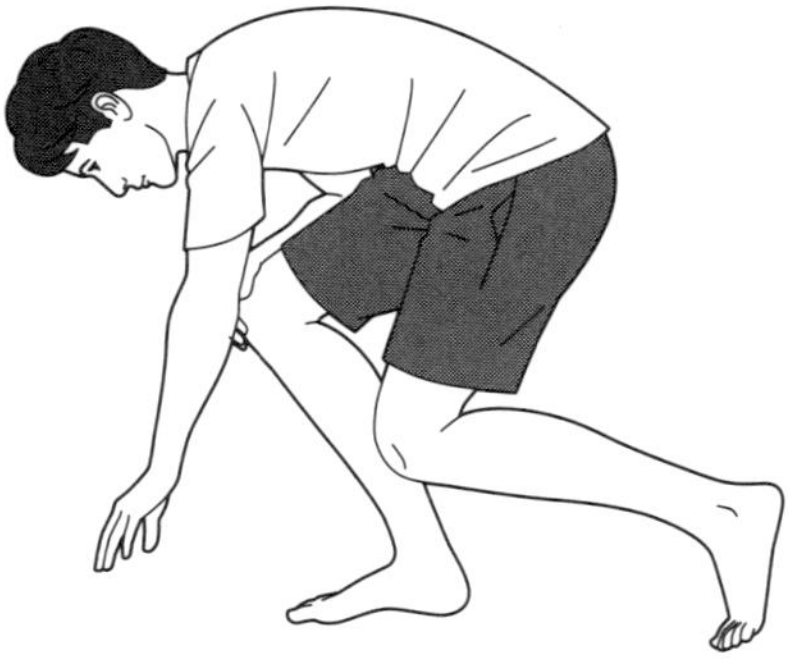

正しいやり方

腰、股関節、ひざを連動させるように動かしているので、それぞれの部位への負担が少ない。本書ではサボっている部分＝使っていない部分を極力なくしていくのが狙い。

Self case 0

動かしている部分が「がんばっている」とは限らない

がんばっている場所とサボっている場所は、姿勢や座り方といった、日常的な体の動かし方のクセによって生まれます。

ただし、少しわかりにくいのが、**「動かしていない＝サボっている」わけではない**ということです。

デスクワークをしているときの姿勢を思い出してください。

座りっぱなしでモニターの画面をのぞきこみながら仕事をしているとき、つねに頭には重力によって前方に倒れる力が加わっています。

このとき、**首や背中は動いていませんが、そこにある筋肉（僧帽筋《そうぼうきん》など）は頭がこれ以上前に倒れてしまわないように、ずっとがんばって頭を支え続けています。**

「がんばっている＝動かしている」ではないのが、原因をさらにわかりにくくしています。がんばっているかどうかは意外と気づきにくいし、同様にサボっているかどうかも気がつきにくいのです。

日常的に、肋骨《ろっこつ》の動きを意識することはほとんどないかもしれませんが、肋骨には体の胴体部分を支える筋が多く付着していますし、関節（動く部分）が多いので、想像以上に私たちの一つひとつの動作に関連しています。

肋骨がサボってしまうことで、体のあちこちに影響がでます。

たとえば物を持ち上げるときには、腰ががんばらなければなりません。

後ろを向く動作では、首をがんばらせて振り向かなくてはならないので、首を痛めがちになるでしょう。

さらに立ち上がる動作やしゃがむ動作では、ひざががんばらなくてはならず、負担が大きくなって痛みが出てくるだけでなく、症状が進行すると変形も生じてきます。

こういった関係性が体にはいくつもあります。また、環境によって、肋骨部分が動きにくくなることもあります。たとえば、ソファのようなゆったりした座面の椅子に座ると骨盤が後方に倒れ、猫背になります。すると、肋骨にロックがかかったような状態になるので、そこから上体を動かそうとすると可動域が狭まります。そして、それが日常化すると、肋骨部分がサボってしまうのです。

動いていないときでも筋肉はがんばっている

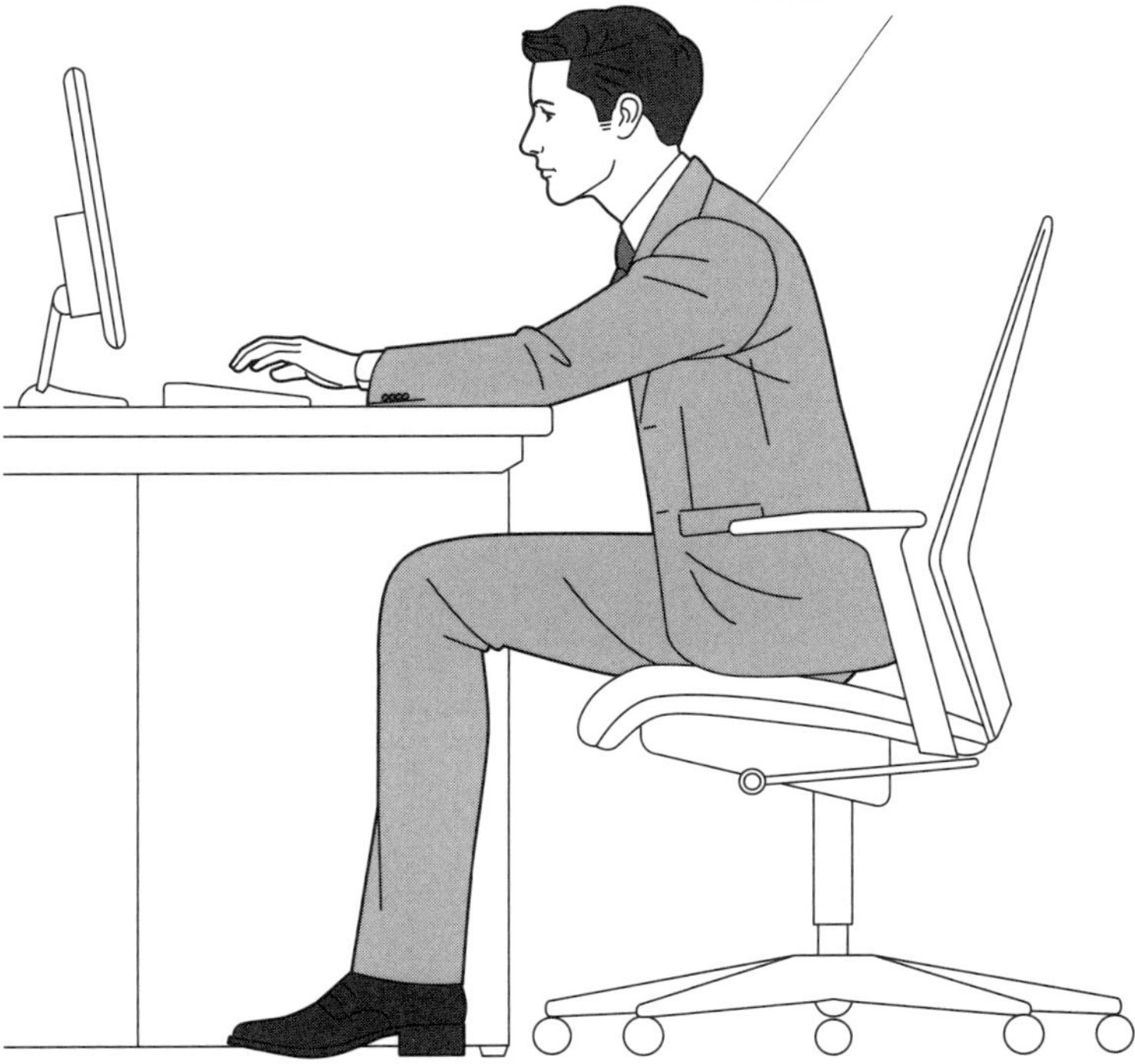
頭自体を動かしてはいないが、前に傾いた頭の位置を固定し、支えるために背中の筋肉（僧帽筋）ががんばっている。

本来、「物を持ち上げる」「振り返る」「立ち上がる」「しゃがむ」といったごくごく**日常的な何気ない動作でも、体全体が連動し、それぞれの部位がそれぞれの役割を果たすことで1か所に負担をかけることなく体を動かすことができるのです。**

がんばっている部署ががんばらなくてもよくなれば、倒れた社員も元気になってまた職場復帰できます。

同じように私たちの体も、**サボっているところを働かせれば、がんばりすぎている部分の緊張がゆるみ、コリや痛みは減っていきます。**

ですから痛みやコリを解消するベストな方法は、サボっている部分をちゃんと働かせるようにするだけでいい。正確にいえば、**「治す」より「働かせる」**ということになります。

そもそも、なぜサボっている部分ができるかというと、人間の体がつねに動きやすいほう、動きやすいやり方を合理的に選択しているからです。動かしにくいから使わない。結果、サボる部分になってしまい、動きの幅（バリエーション）が少なくなってしまうのです。

すべては体の使い方のクセ＝「パターン」しだい

本来、体の動かし方（座っているときの姿勢など、とくに動作をしていなくても「動かし方」と捉えます）のクセは人それぞれですが、**大まかに「パターン」として分けることができます**。

私が「パターン」と呼ぶのは、「タイプ」だと〝一生変化しない〟というニュアンスが含まれてしまうからです。

姿勢や動きのクセは、生活環境や体型の変化によっても変わります。

たとえば、引っ越しなどにより、以前より低い位置にある洗面所を使うことになった場合、前より深くかがまなくてはなりませんよね。

急に太ってしまったために、自分でも気づかないうちに体の動かし方が変わっていたということも少なくないでしょう。

そこで本書では、この**パターンに合わせたセルフケアを行うことでコリや痛みを解消していきます。**

パターンに合ったエクササイズを行うことは、得意な動きによって「体の動かしやすさ」を取り戻し、動きの幅を増やしてくれます。結果、さまざまな動きに無理がない状態＝ニュートラル・モーションに戻り、体が整います。

さらに、体の柔軟性が勝手に向上する、ラクに体を動かせる（正確にはコントロールすること）ようになります。

じつは体をラクに動かせることはとても重要で、それだけで疲れにくくなります。最初は実感できないかもしれませんが、呼吸といった生きる根本となる動きまでラクになります。

一方、パターンに合わない運動などを行ってしまうと、セルフケアしているにもかかわらず、サボってしまう場所が増えて逆効果になってしまうので、まずはパターンを知ることからはじめましょう。次章では簡単なテストでパターンをチェックします。

Self case ⓪ 入谷式足底板との出会いが転機に

本章の最後に「体の動かし方のパターンを知ることで、コリや痛みを解消できる」ことに気づいた経緯をお話しさせていただこうと思います。

この考え方は、ある人との出会いがきっかけでした。

患者さんを治したいという強い思いを持って理学療法の道に進み始めた頃、私自身も長年の腰痛に悩まされていました。

治療に関する教科書や本を読んだり、さまざまな勉強会に参加したりしていろいろな技術や知識を学び、よいと言われた治療方法や運動は次々に試していました。

しかしどれも私には合わず、治療をしてもらった翌日か、早ければその日のうちに不調が起こっていました。

自分すらよくならない治療法では、さまざまな患者さんをよくすることは当然不可能です。治療者としても途方に暮れていたときに出会ったのが、入谷誠《いりたにまこと》先生(故人)でした。

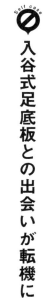

入谷先生は**「入谷式足底板」という、足底板を独自に開発**した、一種の〝天才〟と呼べるような人です。

足底板とは、みなさんもご存じのように靴に入れるインソールを指します。現在たくさんのインソールが市販されていますから、すでに使っているという人も多いでしょう。

従来の足底板は、「足の形（足型）」に合わせて製作します。しかし入谷先生が開発した足底板は、**その人の足の「動作」に合わせて製作するところに最大の特徴があるのです**。

たとえば一般的な足底板を見てみるとわかるのですが、必ず土踏まずのところを盛り上げて作られていますよね。なぜなら一般的な考え方では、土踏まずのアーチが下がっていると歩きにくくなる、だから下から支えようと考えるからです。

入谷式足底板では患者さんの体の動きをコントロールするために作るので、動作によってアーチを上げる場合もあれば、アーチを低くする場合もあります。これは**いまで世界中で常識と考えられていたことを覆した理論**でした。

私の場合は、足底板のアーチを上げてはいけないパターンで、患者さんの割合からいうと少ないほうでした。

しかし入谷式足底板は、そんなマイノリティーな動きをする私にすら対応し、その結果、私は長年付き合ってきた腰痛から解放されたのです。

入谷先生はどんな疾患であろうとも結果にこだわって仕事をされていました。入谷式足底板の成果は整形外科疾患だけに限りませんでした。小児疾患や呼吸器疾患、脳などに障害を負った中枢神経疾患の治療などにおいても、動きを変えることで、患者さんの改善が見られたのです。

「体の動かし方のパターン」をもとに私が考案したエクササイズ、『N-EX《ネックス》』もこの入谷先生の治療法を土台にしています。

入谷式足底板を学び、アーチを上げていい人とダメな人がいるのであれば、**運動療法やストレッチでも、やってよい運動とダメな運動、やってよいストレッチとダメなストレッチがある**のではないかと考えるようになりました。

そこで、人それぞれの「パターン」に合わせたエクササイズを行うことで、体をニュートラル・モーションに導くことを目的とした「N-EX（Neutral motion Exercise の略）」を考案するに至りました。

理学療法の現場でも取り入れており、さまざまな実績が得られています。なかでも、肩の痛みで引退を考えていたプロゴルファーに「N-EX」をもとにした運動指導を行い、日本ツアー優勝のお手伝いができたことはとても印象に残っています。

「N-EX」には「New exercise」の意味合いもありますし、これまでになかった新しいエクササイズで体の不調を解消してもらいたいという〝NEXT〟の意味をこめています。

第3章

セルフケアの第一歩は、体の動かし方の「パターン」を知ること

―コリや痛みが劇的に改善する「NIEX」とは？―

あなたの「パターン」をチェックしてみよう

では、あなたのパターンを確認していきましょう。パターンを知ることが、最適なセルフケア方法を知る最初の一歩です。

パターンは**上半身の動きと下半身の動きで判断します。それぞれ象徴的な「機能」によってパターン分け**しており、

上半身は「胸部（おもに胸部）の動き」

下半身は「太ももの動き」

の機能で判断します。

呼吸と下半身の動きで判断するというなじみのないテストなので、最初はとまどうかもしれませんが、テスト自体非常に簡単なので、まずはやってみてください。

チェックテストは上半身４種類、下半身３種類でチェックします。

なお、パターンをチェックする前に、「前屈」で現状を把握します。じつは**前屈が重要な判断基準**です（理由は後ほど解説します）。前屈チェックを行ったときの体の感覚をよく覚えておいてください。

さらに、実際にテスト内容にそって体を動かした後にも前屈を行い、どれだけ曲がるようになったか、やりやすくなったかどうかの比較をします（つまり、前屈↓それぞれの運動↓前屈という流れになります）

【事前の前屈チェック】（74ページ参照）

前屈をして、どこまで曲がるかを確認する

現状を確認するだけなので、無理して曲げなくても大丈夫です。もともと体がやわらかい人はラクに床に手をつけることができるので、太ももと胸をどれくらい近づけることができるかをチェックしてください。

前屈でどこまで曲がるか

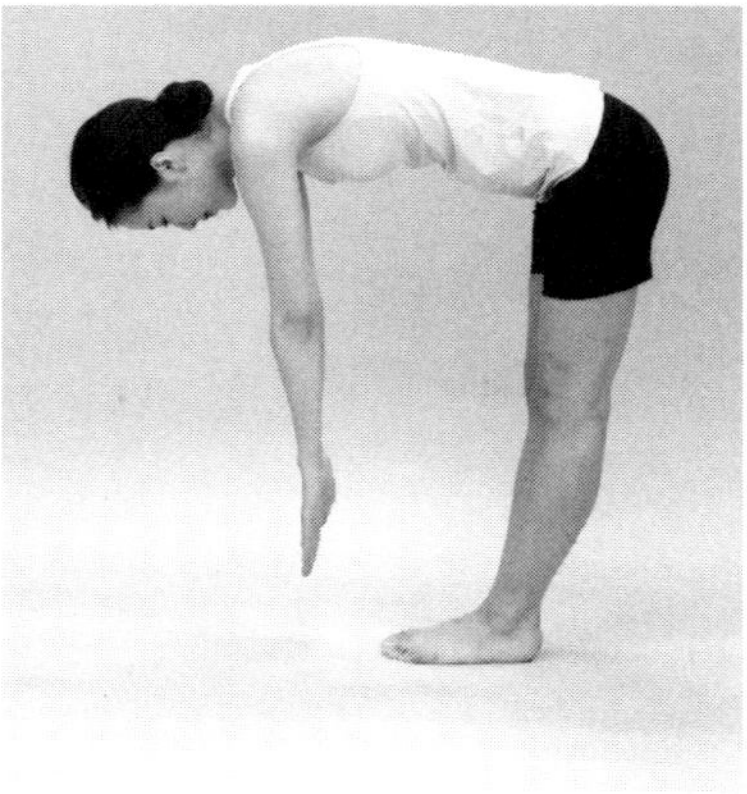

無理しない範囲でＯＫ。どこまで曲げられているか自分ではわかりづらいので、鏡で確認する、家族や友人に写真を撮ってもらうのもおすすめ。

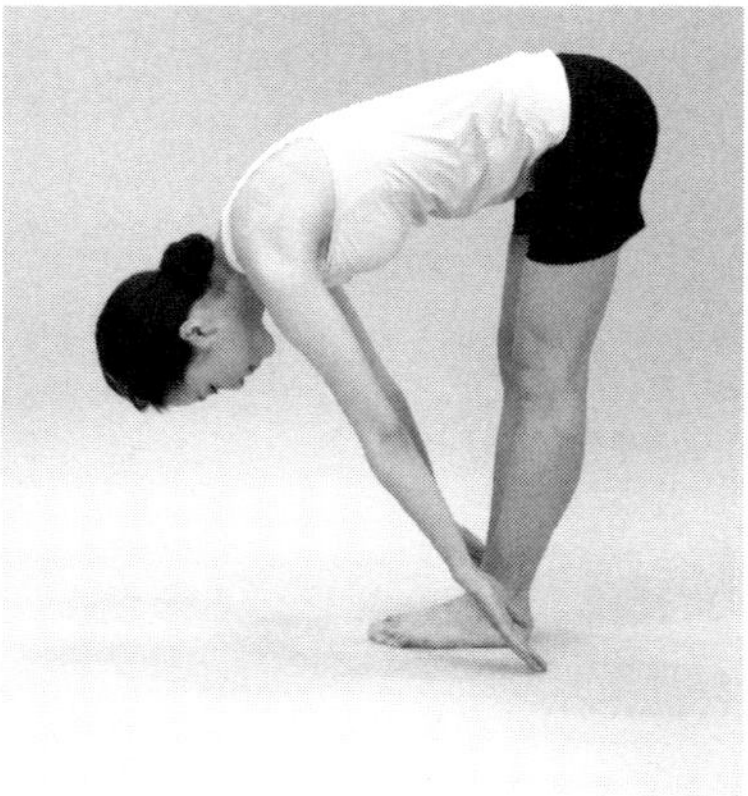

体がやわらかい人は…

太ももに胸をどれぐらい近づけられるかをチェック。

Self case ⑩ 上半身のパターンは「胸郭」が重要

では、上半身からはじめましょう。上半身のパターンは次の４つでチェックします（首に重度の疾患がある人は別の運動でチェックしてください）。

パターンチェックテスト１　首の動かしやすさ
パターンチェックテスト２　息の入りやすさ
パターンチェックテスト３　脚の上がりやすさ
パターンチェックテスト４　上半身の曲げやすさ

それぞれの動きは5回ほどくり返してから、前屈（やその他）を行い確認します。

【パターンチェックテスト１：首の動かしやすさ】
〈パターン1〉（20ページ参照）

１　ラクな姿勢でまっすぐに立つ

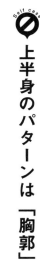

2　頭を［上］に向ける

←　前屈をする

〈パターン2〉（21ページ参照）

1　ラクな姿勢でまっすぐに立つ

2　頭を［下］に向ける

←　前屈をする

パターン1の後とパターン2の後では、どちらのほうが前屈しやすかったですか。どちらのほうがよく曲がりましたか。

結果［　　　　　　　　］のほうがやりやすかった

【パターンチェックテスト2：息の吸い込みやすさ】

〈パターン1〉（22ページ参照）

1　ラクな姿勢でまっすぐに立つ

2　腕を左右に開いて【前】に出し、【内側】にねじる

←　息を吸う

〈パターン2〉（23ページ参照）

1　ラクな姿勢でまっすぐに立つ

2　腕を左右に開いて【後ろ】に引き、【外側】にねじる

←　息を吸う

パターンチェックテスト2は前屈ではなく、息の吸いやすさで判断します。息の吸いやすさは「息がしやすいな」と思えるかどうかで判断いただいて大丈夫です。パターン1の後とパターン2の後では、どちらのほうが息が吸いやすかったですか。

結果［　　　　　］のほうが息が入りやりやすかった

【パターンチェックテスト3：脚の上がりやすさ】

片方の脚だけ行えばＯＫです。

〈パターン1〉（24ページ参照）

1　あお向けになる

2　腕を【外側】にひねりながら、片脚を上げる

↓

もう一度、片脚を5㎝持ち上げる

〈パターン2〉（25ページ参照）

1　あお向けになる

2　腕を［内側］にひねりながら、片脚を上げる

←

もう一度、片脚を5㎝持ち上げる

パターンチェックテスト3は前屈ではなく、脚を上げやすいかどうかで判断します。パターン1の後とパターン2の後では、どちらのほうが脚が軽く上がる感じがしましたか。

結果［　　　　］のほうがやりやすかった

あともうひと息です！

【パターンチェックテスト４：上半身の曲げやすさ】

息を吸ったり、吐いたりしますが、呼吸ではなく上半身の曲げやすさ（動かしやすさ）を「チェックします。

〈パターン１〉（26ページ参照）

１　椅子に座る

２　両手を伸ばしたまま、胸の［前］で揃え、背中を［丸め］ながら息を［吐く］。

↓

前屈をする

〈パターン２〉（27ページ参照）

１　椅子に座る

２　両手を［後ろ］に引き、胸を［張り］ながら息を［吸う］。

↓

前屈をする

パターン1の後とパターン2の後では、どちらのほうが前屈しやすかったですか。どちらのほうがよく曲がりましたか。

結果［　　　　　　　］のほうがやりやすかった

これで上半身のパターンチェックはおしまいです。いかがでしたか。4つのチェックテストのうち、パターン1とパターン2で前屈しやすかった数が多いほうがあなたの上半身のパターンです。

同数になった場合や、判断がつかない場合は、どれかいちばん変化がわかりやすい（実感しやすい）もので決めて大丈夫です。

じつは全部のチェックを行う必要はありません。たとえば2つめのテストで「これがいちばん変化を実感できる！」と思ったら、そこでやめてもＯＫです。

【診断結果】

●パターン1が多かった人は……息を吐くパターン

胸を反らすように体を使うことが身についているパターンです。胸(背中)を丸めて息を吐く運動をすることによって、肋骨(胸郭)がいろいろな方向に動かしやすくなります。

ストレッチポールを使ったエクササイズなど、肩甲骨を寄せて胸を反らす(開く)ようなエクササイズを行うと、かえって体の動きが悪くなりやすいので注意してください。

正しい姿勢という観点においては、一般的に猫背気味で背中が丸まっている＝よくないイメージがありますよね。ですが、**息を吐くパターンでは背中を丸めて息を吐くような運動を行ったほうが姿勢もよくなり、動きやすくもなります**。

●パターン2が多かった人は……息を吸うパターン

胸（背中）を丸めるように体を使うことが身についているパターンです。胸を反らして息を吸う運動をすることによって肋骨（胸郭）がいろいろな方向に動かしやすくなります。

息を吸うことを意識したり、肩甲骨を寄せて胸を開くような動作をしたりすることによって、体の動きがよくなります。

反対に、意識的に息を吐く運動や、大胸筋を鍛えるエクササイズ、肩甲骨を開いて背中を丸めるような運動をすると体の動きが悪くなります。

Self case

息が吸い込みにくいのは、肋骨の動きが悪いから

さて、「呼吸のパターンがなぜコリや痛みと関係しているの⁉」と不思議に思われたのではないでしょうか。

じつは62ページにある**肋骨の動きが悪いと想像以上に私たちの動作に影響を与えている**という話がここでつながってきます。

肋骨は12対《つい》の骨で成り立っており、その内部には肺や横隔膜といった、呼吸をつかさどる器官があります。そのため、肋骨（正確には胸郭）の動きが悪くなると呼吸がしにくくなりますし、反対に動きがよくなると、呼吸がしやすくなります。

肋骨は上半身の大部分を占めているので、ここの動きが改善されるといろいろな方向にスムーズに動ける体になります。

サボっている部分が減っていき、がんばっている部分の差がなくなるため、コリや痛みの解消につながるのです。

Self case ⊘ 下半身のパターンは「太もも」で見る

では次に下半身の動きのパターンをチェックしましょう。下半身は「太ももの動き」で判断し、次の2つのパターンがあります。

- おもに太ももの前側を使うパターン
- おもに太ももの後ろ側を使うパターン

なぜ、「太ももの動き」でパターン分けをするかというと、太ももには大きな筋肉があり、下半身の動きに影響力を持っているからです。

上半身では大きな動きを担う肋骨（胸郭）の働き＝呼吸がキーポジションでした。それと同じことです。

太ももの前側には大腿四頭筋《だいたいしとうきん》という筋肉が、後ろ側にはハムストリングスという筋肉がついています。

また、股関節や膝関節といった大きな動きを担う関節もあるので、太ももまわりの動きが改善されると全身の動きにもよい影響が及びます。

では、さっそくはじめましょう。

上半身の動きのパターンチェックと同じように、まずは「前屈」で現状を把握します。

やり方は74ページを参照してください。

下半身のパターンは次の3種類でチェックします。

パターンチェックテスト1　膝関節の動き
パターンチェックテスト2　股関節の前後への動き
パターンチェックテスト3　股関節の内外への動き

テストなので、どちらか片方の脚だけ行えばOKです。それぞれの動きは5回ほどくり返してから、前屈を行い確認します。では、下半身の動きを引き続きチェックしましょう。

【パターンチェックテスト1　膝関節の動き】

〈パターン1〉（28ページ参照）

片方のひざを90度に上げ、ひざ下を【伸ばす】

↓

前屈をする

〈パターン2〉（29ページ参照）

ラクな姿勢でまっすぐに立ち、片方のひざを【曲げる】

↓

前屈をする

パターン1の後とパターン2の後では、どちらのほうが前屈しやすかったですか。どちらのほうがよく曲がりましたか。

結果 [　　　　] のほうがやりやすかった

【パターンチェックテスト2　股関節の前後への動き】

〈パターン1〉（30ページ参照）

1　ラクな姿勢でまっすぐに立つ

2　股関節を意識しながら、片方の脚の股関節が90度になるように［前に上げる］

↓

前屈をする

〈パターン2〉（31ページ参照）

1　ラクな姿勢でまっすぐに立つ

2　片方の脚を［後ろに上げる］。股関節から動かし、太ももの前面を伸ばすイメージで

↓

前屈をする

パターン1の後とパターン2の後では、どちらのほうが前屈しやすかったですか。どちらのほうがよく曲がりましたか。

結果［　　　　　］のほうがやりやすかった

次で最後です！

【パターンチェックテスト3　股関節の内外への動き】

〈パターン1〉（32ページ参照）

1　ラクな姿勢でまっすぐに立つ

2　片方の脚を【内側】に引き入れる

↓

前屈をする

〈パターン2〉（33ページ参照）

1　ラクな姿勢でまっすぐに立つ

2 片方の脚を［外側］に上げる

← 前屈をする

パターン1の後とパターン2の後では、どちらのほうが前屈しやすかったですか。どちらのほうがよく曲がりましたか。

結果 ［　　　　　　］ やりやすかった

いかがでしたか。

3つのチェックテストのうち、パターン1とパターン2で数が多いほう（前屈しやすかったほう）があなたの下半身の動きのパターンです。

下半身の場合も、判断がつかない場合は、上半身と同様どれかいちばん変化がわかりやすい（実感しやすい）もので決定して大丈夫です。

【診断結果】

パターン１が多かった人は……太ももの前側を使うパターン

太ももの前側にある筋肉（大腿四頭筋）や足を内側によせる筋肉（内転筋群）を使うと動きがよくなる人です。ひざを前に上げる運動（もも上げなど）や、足を内側に寄せる筋肉を使う運動がおすすめです。

反対に、太ももの後ろ側にある筋肉（ハムストリングス）や足を外側に開く筋肉（外転筋群）を使うと動きが悪くなるので、脚を後ろに上げる運動（ヒップアップのトレーニングなど）や左右に大きく足を開く運動（開脚ストレッチなど）は向きません。

パターン２が多かった人は……太ももの後ろ側を使うパターン

太ももの後ろ側にある筋肉（ハムストリングス）や足を外側に開く筋肉（外転筋群）を使うと動きがよくなる人です。脚を後ろに上げるヒップアップのトレーニングや開脚ストレッチがおすすめです。
反対に太ももの前側の筋肉（大腿四頭筋）や足を内側によせる筋肉（内転筋群）を使うと動きが悪くなるので、ひざを前に上げる運動や、内転筋群を鍛えるトレーニングは向きません。

上半身のパターンと同様、どちらのパターンがよい悪いということはありません。**どちらも太ももの筋肉や関節をうまく使えていない状況**、ニュートラル・モーションになっていないという意味では同じことです。上半身、下半身ともにパターン1になることもあれば、それぞれパターン1、パターン2になることもあります。もちろん、それで問題ということはありません。

自分のパターンに合わない運動をすると、ますますサボる部分とがんばる部分が出てきてしまうので、まずはパターンを把握しておくことがなによりも大事なセルフケアにつながります。自分のパターンを知って、パターンに縛られない体づくりを目指すことがセルフケアでいちばん大切なことです。

パターンに縛られないとは、いわば「ニュートラル」です。

これこそ「N－EX」が目指す状態で、さまざまな動きが無理なくできるようになり、サボっている部分もがんばりすぎている部分もありません。

会社でたとえると、すべての部署が無理なく効率的に連動して、会社全体が成長している状態です。

ある部署に一時的に負担が加わったとしても、さまざまな部署でフォローすることで、最短で立て直しができます。そしてまた、いつもの効率的な状態に戻っていくことができます。

身体的にいえば、どこにも負担が加わりにくく（どこかを痛めたりしにくい）、最高のパフォーマンスが発揮できる。

ストレスも感じにくく、疲労もたまりにくい。治癒力も向上し、快眠もしやすい状態……つまり、いいことしかありません！

Self case なぜ「前屈」が重要なのか？

たとえば上半身のパターンチェックテスト1の場合、頭を上に向けた後には驚くほどラクに前屈できるのに対し、頭を下げた後だと前屈しづらくなったように感じませんでしたか（パターンが違えば、その逆になります）。

なぜ前屈でチェックするかというと、**前よりも曲がりやすくなった＝運動効率が上がったことを判定できるから**です。前屈は、上半身と下半身をつなぎ、体の中心にある「腰」をおもに使うため、体の機能改善を判断するのにもっともわかりやすい基準になります。

曲がりやすいということは、同じ動きでラクに体を動かせるようになったことを意味します。

「ラクに動かせる」――くり返しになりますが、これはほんとうに大事なことです。

サボっている部分やがんばりすぎている部分がなく、ニュートラルな体の使い方ができている、ひいてはコリや痛みが起きにくい体づくりにつながります。

先ほどもお伝えしたように、パターンは一生変わらないというものではなく、生活環境の変化、急激な体重の増加、妊娠・出産などの条件によっても変わることがあります。

短いスパンで頻繁に変わることはほとんどありませんが、数カ月から数年かけて変わっていくことも多いので、**時折パターンチェックする**のがおすすめです。

業界初⁉　チェックテストがそのままエクササイズになる

じつはパターンチェックテストは、そのままコリや痛みの解消法にもなります。

「チェックテストと解消法が同じ⁉」

いままでのセオリーとは異なるので驚かれるかもしれませんね。でも、ちょっと思い出してみてください。

テストのどちらかの動きを行った後に前屈したら、やりやすくなりましたよね。

ならば、**その動きには体の機能を改善する効果がある**ということです。だからそのまま体の動きを整えるエクササイズにもなるというわけです。

早々に結論を申し上げると、本書でお伝えするセルフケアの肝は、

「サボっている部分をいかになくすか」

これに尽きます。

腰痛やぎっくり腰、ヘルニア、肩こり、ひざの痛み……。

さまざまな症状としてあらわれるので、原因はそれぞれ違うはず、と思うことでしょう。しかし、**コリや痛みといった不調の原因はいたってシンプル**です。

サボっている部位があるから、必ずどこかに負担がかかっているのです。

「負担がかかっている部位の違い」と「どのような症状がでるか」によって疾患名が変わるだけの話といってもよいでしょう。

だからこそ、コリや痛みといった不調のほとんどは、パターン別のエクササイズを行う「N-EX」でほぼ解決できるといえます。

人間の体は複雑に連携していますから、一見、症状とは関係なさそうなエクササイ

ズでも、ちゃんと動きを整えてくれます。

「N-EX」には、それぞれのパターンが得意な動きを取り入れています。得意な動きを取り入れるとニュートラル・モーションになり、体がラクに動かせるようになるというのは、すでにお伝えしたとおりです。

「N-EX」を行う場合は、自分のパターンを間違えないでくださいね。復習しましょう。

〈上半身〉

- **息を吐くパターンの人＝パターンの1のN-EXを行う**
- **息を吸うパターンの人＝パターンの2のN-EXを行う**

〈下半身〉

- **太ももの前側を使うパターンの人＝パターン1のN-EXを行う**
- **太ももの後ろ側を使うパターンの人＝パターン2のN-EXを行う**

これがそれぞれ、基本のエクササイズになります。

いくつかやったテストの中でも、とくに体が柔軟になった動きが、いまのあなたにもっとも必要なエクササイズです。この動きを取り入れることで、肩こりや首の痛みとい

すべてのエクササイズはゆっくりと5～10回ほどくり返し行います。また、チェックテストの際は片方の脚だけ行いましたが、エクササイズとして取り入れる場合は両脚行うのがおすすめです。

第4章

肩こり、五十肩、首の痛み…上半身の不調を解決する

―現代社会が生み出した、新しいタイプの肩こりとは？―

Self case パターン別エクササイズで基本的な調整ができる

第3章で紹介した上半身の基本の「N-EX」を行うことで、上半身のコリや痛みはほぼ改善することができます。

肩こりに首や背中の痛み、顔のこわばりなど、症状は違っても、つまるところ「サボっている部分」があることが原因だからです。

ただし、**パターンに関係ない肩こりがあります**。上半身の「N-EX」を行ってもなかなかよくならない場合は、次のような可能性をうたがってみてください。

多くの人にあてはまることばかりなので、あらかじめ上半身の「N-EX」にプラスして行ってもよいと思います。

Self case 「パターン」を超えた手や腕の緊張からくる肩こり

次の項目で、あてはまるものがないかチェックしてください。

1　毎日長時間パソコンを使っている
2　日常的にはさみなどを使っている。または使うことが多い
3　包丁やフライパンを日常的に使っている
4　筆圧が高い（書き方が手をこねるようになっている）
5　手提げタイプのバッグを使うことが多い（小指に力を入れてバッグや荷物を持っている）

このような５つの作業中に手を見てみてください。手のひらを**小指側に倒しながら作業**をしていませんか。

このような手の使い方をしなければならないのは、物に力を伝えるときです。たとえばガーデニング。手のひらに小さなスコップを持ち、土を掘り起こすときは手のひらを小指側に倒さなければならないでしょう。そうしなければ、力が込められないからです。

ですが、小指側に傾けるようなクセがついていると、力を必要としない場合でもそのような手の使い方をしてしまうため、ムダに力を込めてしまい、がんばらせてしま

うのです（103ページのイラスト参照）。

これは必要以上に肩や手に力を入れて使っている状態です。

手や腕の筋肉（とくに親指の付け根とひじの外側と内側）が緊張する

↓

筋膜を通じて肩や首の筋肉に緊張が伝わる

といった経由で肩こりや首の痛みにつながります。

最たる例がスマホの持ち方でしょう。

ためしにスマホをいつものように使ってみてください。たいして力を必要としないのに手のひらを小指側に傾けて使っていませんか（左ページイラスト参照）。

さらに、フリック操作によって親指の筋肉や筋膜も固くなるので、スマホは肩こりを引き起こす大きな原因になっています（手や腕とは関係ありませんが、さらに画面を見るときに首を前傾させ続けるという負荷も加わります）。

意外性でいえば、5のバッグの持ち方でしょうか。

日常でよくある小指側に倒すケース

倒した持ち方

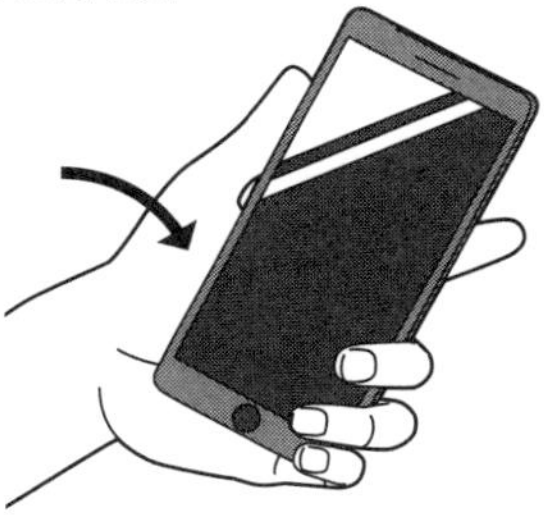

必要以上に小指側に
倒している

スマホの正しい持ち方

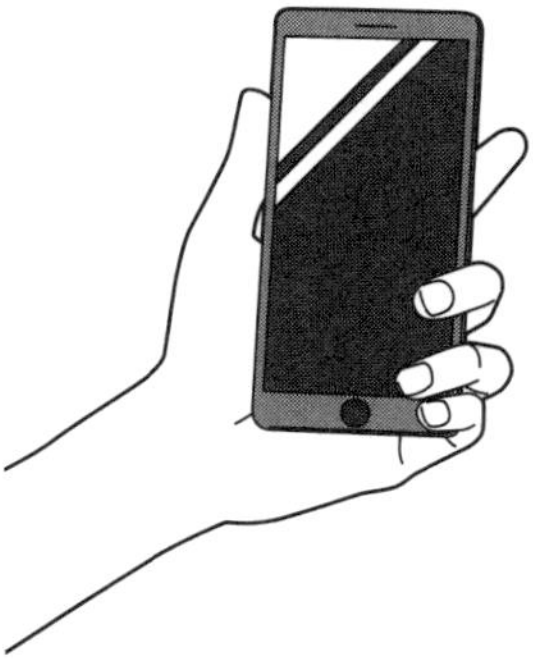

文字や絵を
描くとき

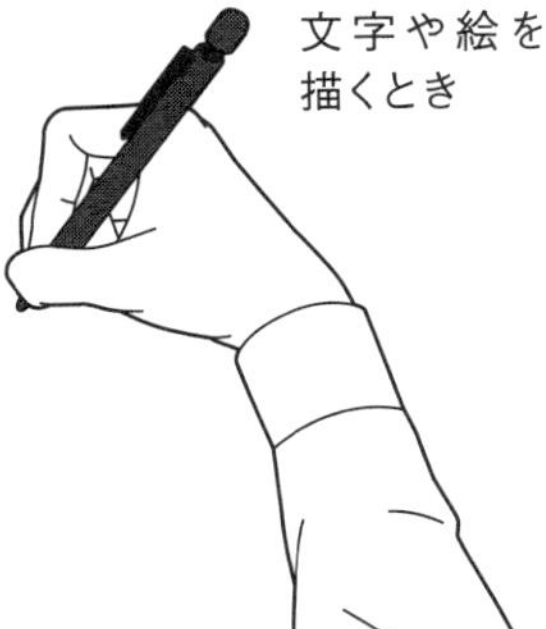

上から回り込むような書き方
をしている

手提げのバッグを
持つとき

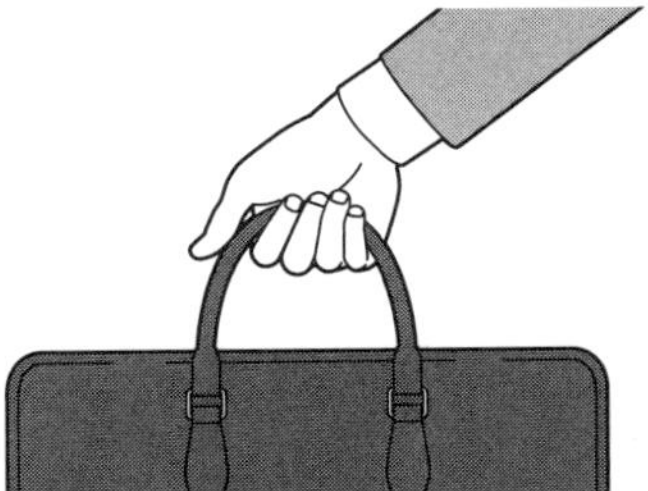

小指ばかりで握りこみ、人差
し指をほとんど使っていないこ
とが多い

とくに持ち手があるタイプのバッグを握るとき、よく見るとスマホを使っているときと同じような手の傾きになっています（前ページイラスト参照）。

なるべく傾けないで持つ、持ち手は人差し指側で握ることを意識する、といったことで改善できますが、知らず知らずのうちに手を傾けて持っていることがほとんどなので、クセを直すより「NIEX」で調整していくほうがたやすいでしょう。左ページに、手や腕の緊張からくる肩こりの解消法を紹介します。

まずは頭を左右に倒してみてください。

肩こりが強いほうは、首の筋肉がつっぱる感じがするので、そちら側の腕や手で行うとより効果が実感しやすくなります。

【手や腕の筋肉の緊張をほぐす1】（左ページ参照）

1　人差し指の付け根のほうから爪の先に向かって、指をこする

2　反対の手で人差し指の付け根を押さえながら、人差し指をまっすぐ倒す

1と2の、どちらか「効いているな」と思えるほうだけ行ってもOKです。

手や腕の筋肉の緊張をほぐす1

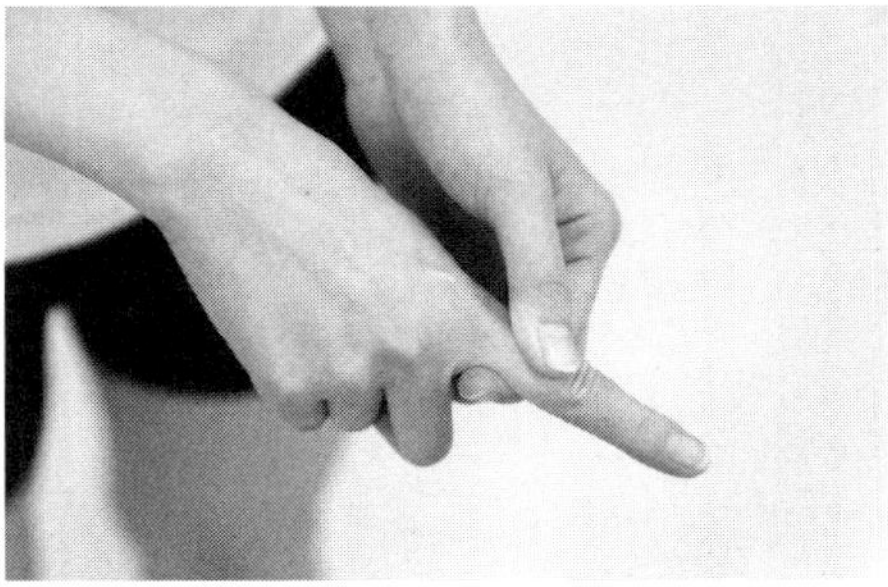

人差し指の付け根から爪の先に向かってこする。

動画でチェック!

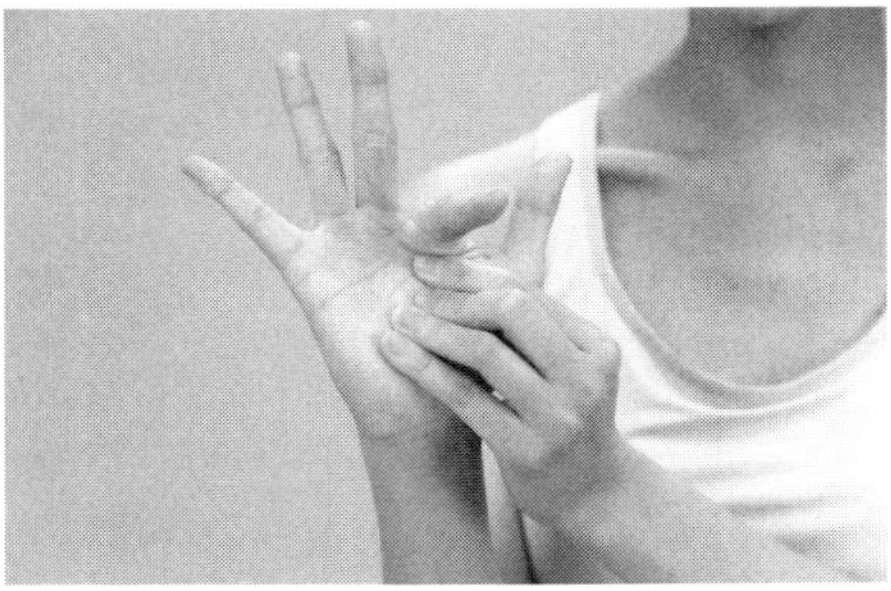

もう片方の手で人指し指の付け根を押さえながら、人差し指をまっすぐ倒す。指は曲げないこと。5～10回ほど行うといい。

動画でチェック!

ここでは、人差し指の内在筋（手首から手指につく筋肉）を刺激しています。人差し指の内在筋を使えるようになると外在筋（ひじから手につく大きい筋肉）を過剰に使うクセが改善され、筋肉の緊張がとれます。

Self case

首コリは上か下かでケアがちがう

パソコンを長時間使っているような場合には、腕の緊張から肩や首のコリにつながることがよくありますが、それらは**腕をほぐすことで解消**できます。

ただし、**首の上のほう（耳の付け根あたり）が張っている場合と、下のほう（首の付け根あたり）が張っている場合ではほぐす場所が異なる**ので、「こっちのほうが効いているな」と思うほうを重点的に行ってください。

【手や腕の筋肉の緊張をほぐす2】（109ページ参照）

首と腕は筋膜で連結していますが、

1　首の上のほう（耳の付け根あたり）→腕の外側

緊張する部分によってほぐす場所が違う

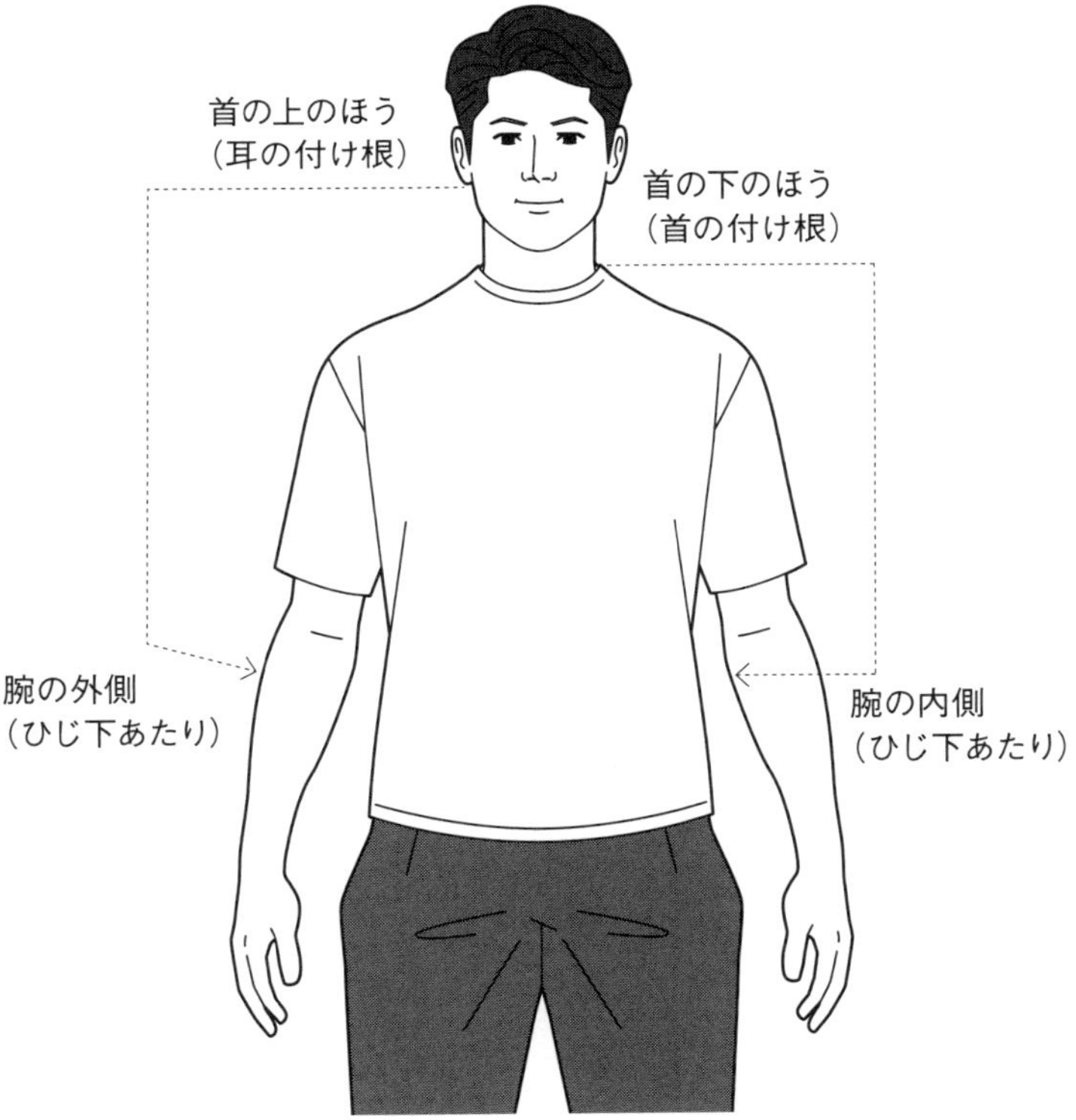

同じ首でも上か下のどちらが張っているかによって、ほぐす場所が違う。コリがあると感じる部分に合わせてほぐしてもいいし、どこにコリがあるかいまいちわからない場合は、とりあえず腕の内側か外側をほぐし、効くほうを重点的に行うこと。

2　首の下のほう（首の付け根あたり）→腕の内側

と細かく連結する箇所が異なっています。

また、首の上のほう（耳の付け根）は右側が張るのに、首の下のほう（首の付け根）は左側が張るなど、上下で張り方が違う場合もよくあります。

腕の外側と内側を両方ほぐすのは少し手間かもしれませんが、そのほうが**緊張した部位を逃すことなくアプローチでき、コリや痛みを解消**する近道です。

また、日常生活での何気ない手や指の使い方によって腕の緊張を引き起こし、それがまた手の使い方を悪くするという悪循環を形成しやすいことがわかっています。

ここで紹介した解消法は時間が空いたときに**30秒でも1分でもよいので、くり返し行う**ことをおすすめします。

Self case

肩こりの自覚がなくても、「手の形」で一目瞭然！

おもしろいことに、人差し指の形で肩こりになりやすいかどうかがわかります。

手や腕の筋肉の緊張をほぐす2

●首の上のほうが張っている場合

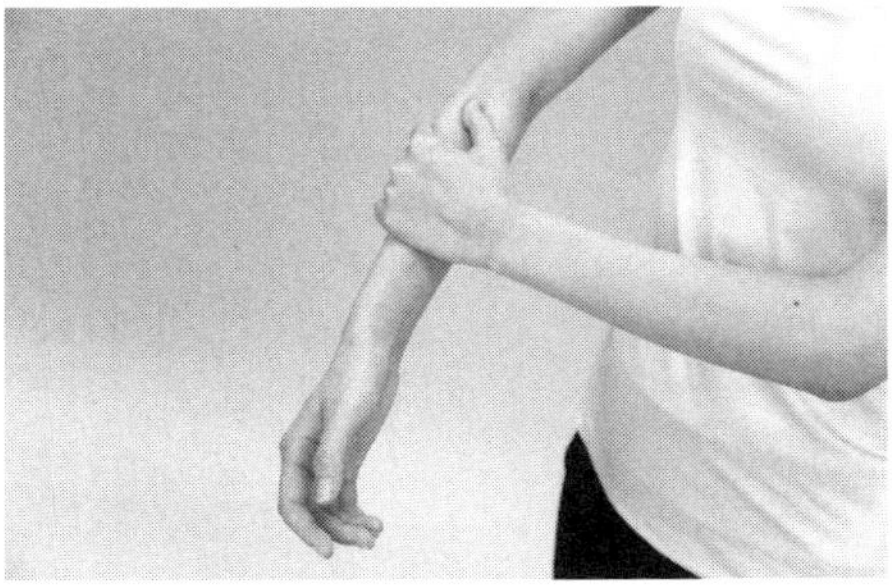

首が張っているほうのひじ下約3cm外側をもう片方の親指の付け根（や親指）でもみほぐす。

動画でチェック！

●首の下のほうが張っている場合

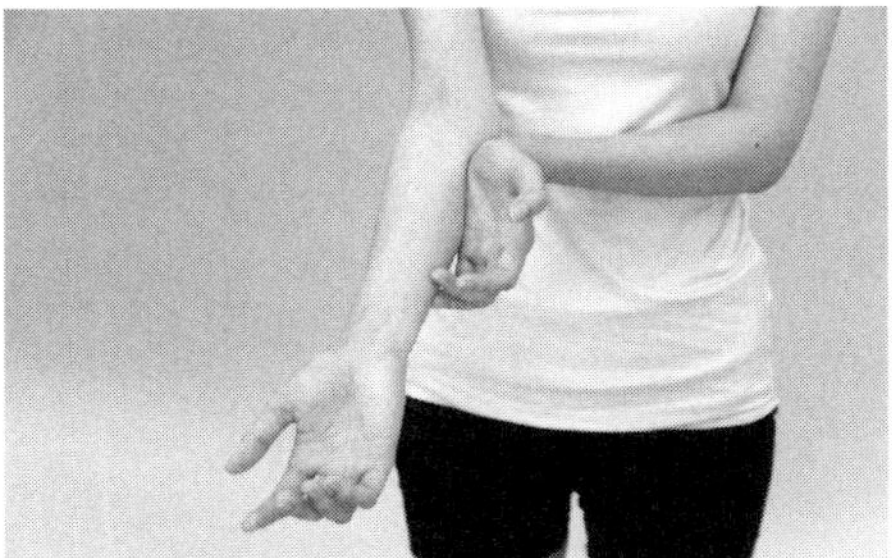

首が張っているほうのひじ下約3cmの内側をもう片方の親指の付け根でほぐす。

動画でチェック！

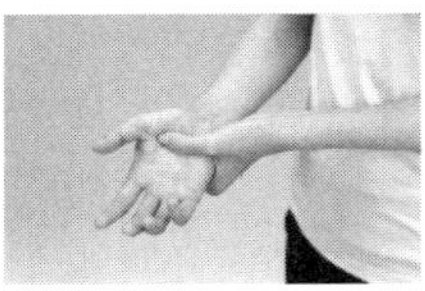

動画でチェック！

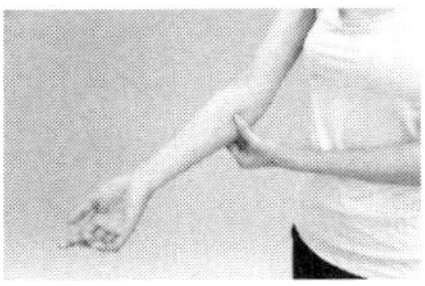

首が張っているほうの親指の付け根も押すとさらに効果アップ。張っているほうは押すと痛いはず。

親指を使ってもみほぐしてもOK。

実際は肩がこっているのに自覚がないといった人もこの方法で確かめてみましょう。

【肩がコリやすいタイプかどうかを判定】（111ページ参照）
手のひらを上に向け、人差し指を握る

次ページの写真上のように、人差し指がしっかり握れていれば肩こりしにくい状態です。握れていなければ肩こりになりやすい状態にあります。

下の写真は人差し指をしっかり握れず、小指が開いて傾いていますよね。

これはよけいな力を入れて手を使っている人にありがちな形で、手や腕がつねに緊張状態にあるため肩こりになりやすいといえます。

あえて「状態」としたのは、もともと決まっているタイプではないからです。いったん、指が握れない状態になっても、「NIEX」を行うことによって改善し、指が握れる＝肩こりしにくい体質に変わることができます。

手には、おもに**細かい作業をする巧緻性を高める使い方**、**道具や物に力を込めるた**

肩がコリやすいかチェック

●人差し指がしっかり握れている

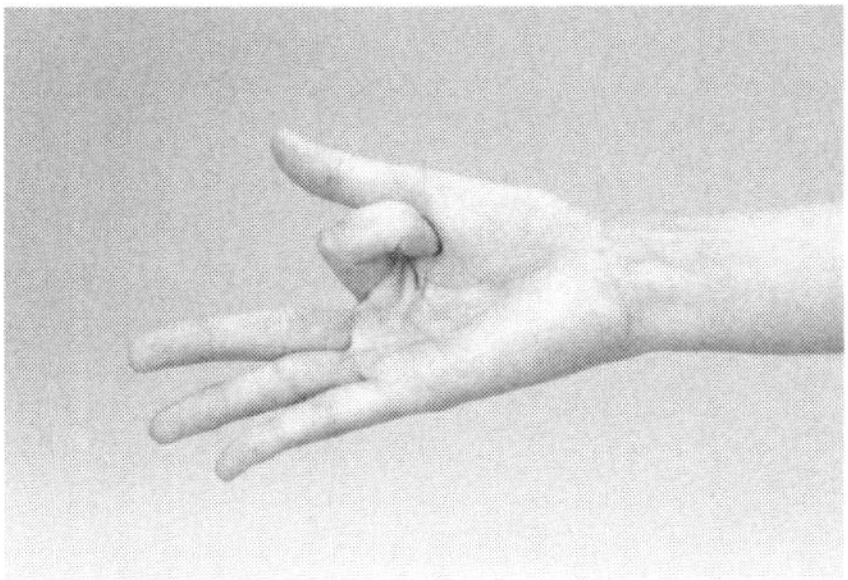

丸めた人差し指にすきまがなく、他の指もまっすぐ伸びている。また、指の間はしっかりくっつけることができる。

●人差し指をしっかり握れず、すきまがある

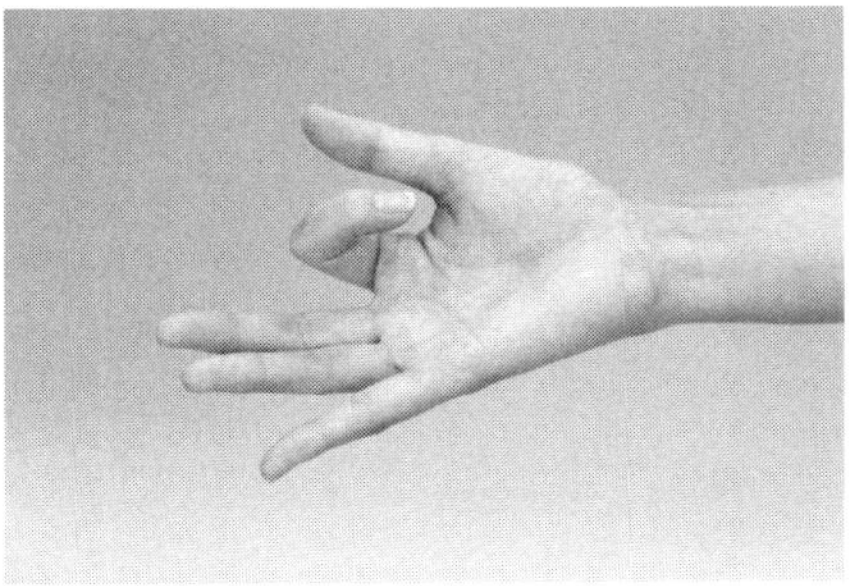

人差し指で輪を作っているような状態になっており、小指が開いて傾いている。場合によっては、中指や薬指がしっかり伸ばせないことも。

めの使い方、がありますが、これらの動きについてはパターンの影響を受けません（これに関しては、体がそのようになっているとしか説明できないのです）。そのため、パターンに関係なく、共通の解決法になっています。それぞれ次のような筋肉を使います。

- **巧緻な動作をするための、弱いけど細かい操作が可能な筋肉**
（手首から手指につく筋肉：内在筋）
- **力を伝えるための、強いけれど細かい操作ができない筋肉**
（ひじから手につく筋肉：外在筋）

よけいな力を入れて手を使っている＝肩こりになりやすい人は、**操作の内容にかかわらず外在筋を過度に使いがちになります**。その結果、「手首が小指側に倒れる」ようになり、そのような状態が長く続いて「人差し指が握りにくい」状態になるのです。
こういう場合は、肩こりだけでなく腱鞘炎《けんしょうえん》にもなりやすいので注意してください。

Self case

「眼」を動かすだけで、コリがやわらぐこともある

スマホやパソコンを使っていると、近くを見ることが多く、あまり遠くを見る機会

がありません。

眼を動かす筋肉と首を安定させる筋肉は連動して働いています。そのため、

- **時折遠くを眺める**
- **眼を大きく動かす**

といったことで肩こりを予防することができます。そのことがわかる実験をしてみましょう。

【眼の動きと肩こりチェック】

1　頭を後ろに倒す（このときの感覚を覚えておいてください）。
2　頭の位置を戻し、眼だけを動かして上を見る。これを5回くり返す
3　1と同様に、首を曲げて頭を後ろに倒す

2の後に上を向いたほうが首の動きがスムーズに感じたのであれば、あなたの肩こりは**眼の動かし方に影響を受けています**。

本来、首の骨（頸椎《けいつい》）の上のほうにある1番目と2番目をつなぐ関節が首を上下左右に動かす役割と連動しています。

ですが、この1番目と2番目をつなぐ関節がサボってあまり働かなくなると、**首を動かす役割ではないはずの3番目〜7番目の関節をがんばらせて首を動かそうとします。**

これは首や肩の筋肉に負担がかかる行為ですから、肩こりの原因になります。

1番目と2番目をつなぐ関節がサボっている原因は、「近くを見ることが多いから」に尽きるでしょう。

そこで、116ページの眼の使い方からくる肩こり解消法を行います。眼を大きく動かす筋肉を働かせることで、連動している1番目と2番目をつなぐ関節を働かせ、これ以上サボらせないようにするのが狙いです。

ちなみに、赤ちゃんはいろいろなものに興味をもって、しきりに眼を動かしていますよね。この動きは、じつは首を安定させるためでもあります。

眼を動かして1番目と2番目の関節につく筋肉（専門用語では後頭下筋群）を働か

本来動かすべき頸椎は1番目と2番目だけ

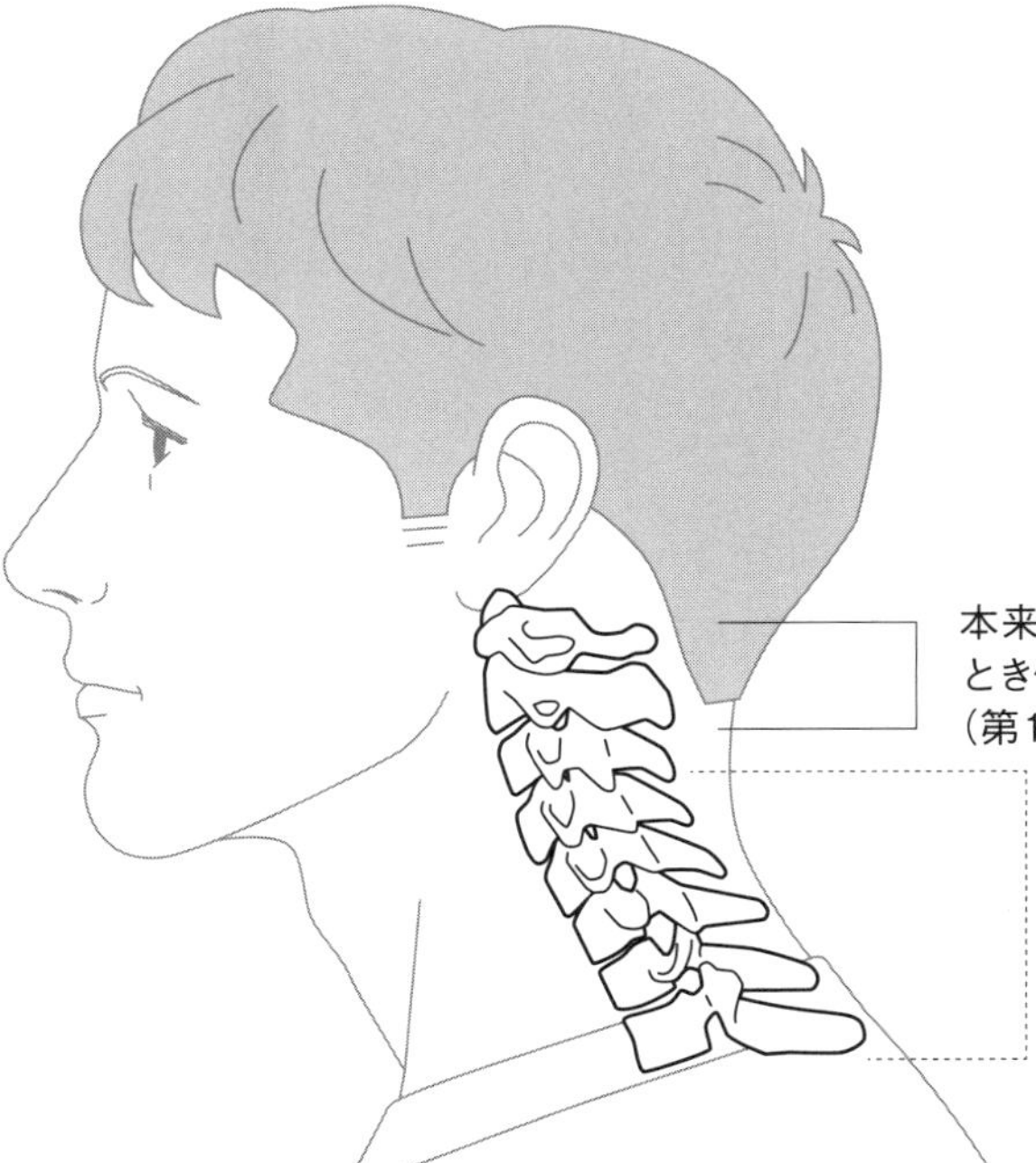
本来、首を動かす
とき使うのはココ
(第1、2頸椎)
眼を大きく動かす
機会が少ないと、
ここをがんばらせ
てしまう
(第3～7頸椎)

直立しているときに首がちょっと前に出てしまう場合、第3～7頸椎をがんばらせている証拠。眼をこまめに動かして、第1、2頸椎を働かせるのがおすすめ。

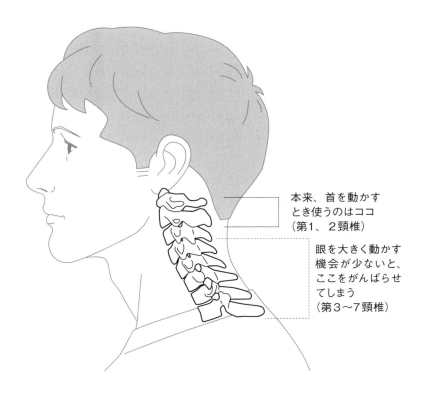

眼の使い方からくる肩こり解消法

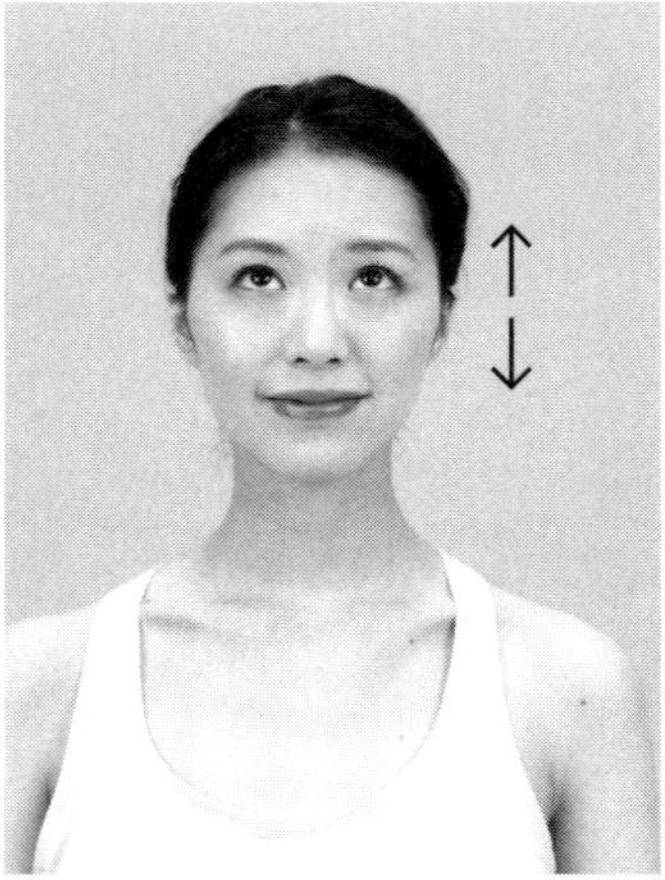

頭を正面に向けたまま、眼だけを動かして上を見て、下を見る、で1回。これを5回くり返す。

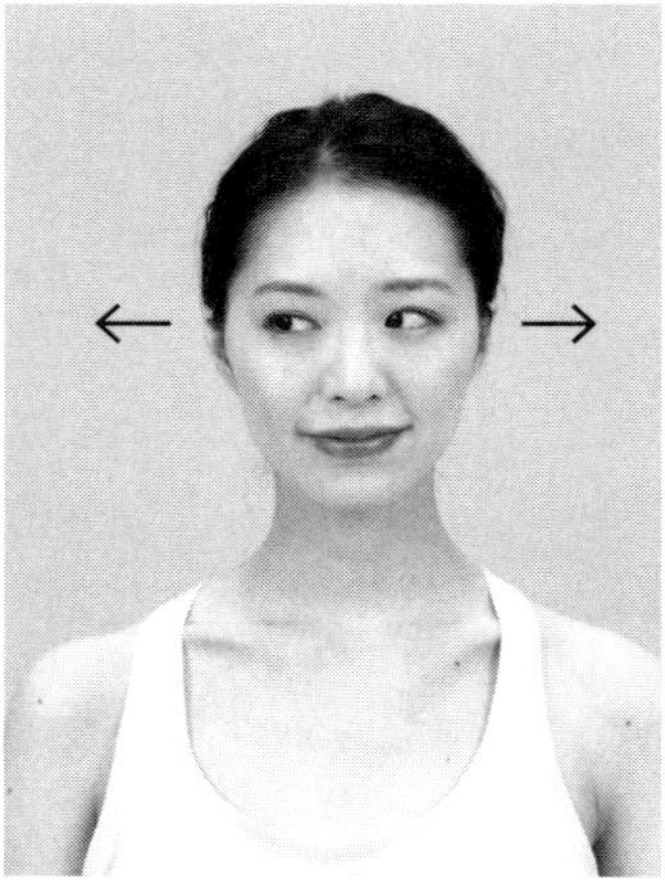

同じく頭を動かさずに、眼だけを動かして左を見て右を見る、で1回。これも5回くり返す。両方行ったほうが効果的。

せることで、首が据わるようになるのです。

ほとんどの人がスマホやパソコンを使っている現代社会において、誰もが肩こりのリスクから逃れられません。

しかしこれは**眼を動かすだけのごく簡単な解消法**です。時間が空いたときに30秒でも1分でもよいので、くり返し行ってください。

Self case

肩こりを治したければ、寝る前に考えごとをしてはいけない！

ちょっと意外な話をお伝えしたいと思います。

もし寝る前にあれこれと考えごとをしているとしたら、いますぐやめましょう。**将来的に肩こりを引き起こしたり、悪化させたりする可能性**があります。

悩みや考えごとでいつも頭が緊張しているのがよくないのです。

頭部にある筋膜（頭蓋骨を覆っている膜で、帽状腱膜といいます）が緊張すると、頭部の筋膜とつながっている首や肩の筋肉も緊張します。しかも、**寝入った後もその緊張は続いてしまいます**。

そのような状態で睡眠をとっても肩や首の筋肉は固くなり、疲れをとるために睡眠をとっているはずなのに休まりません。

朝起きたら肩や首が張っている感じがしたり、疲労度が増しているように感じるのはそのためです。

また顔の表情をつくる表情筋（を支配している顔面神経）は、自律神経系の影響を大きく受けます。**表情筋が緊張すると交感神経が優位になり、他の筋肉の緊張を引き起こしています。**

想像してみてください。あなたが何かのイベントでスピーチしなければいけないとき、よほど慣れていない限り表情が固くなるのではないでしょうか。そのときに肩や首はたぶんガチガチに緊張しています。

同じように、日常で表情がこわばっている場合、肩の力は抜けていません。

内心イヤでもやらなければならないときや、あまり得意でない人との食事など、さまざまなストレスにさらされると顔は笑っているつもりでもこわばった笑顔になり、表情筋は固くなります。そんなときに肩や首の緊張を抜くなんて無理な話ですよね。

悩みがあると、寝入ったあとも緊張が続いてしまう

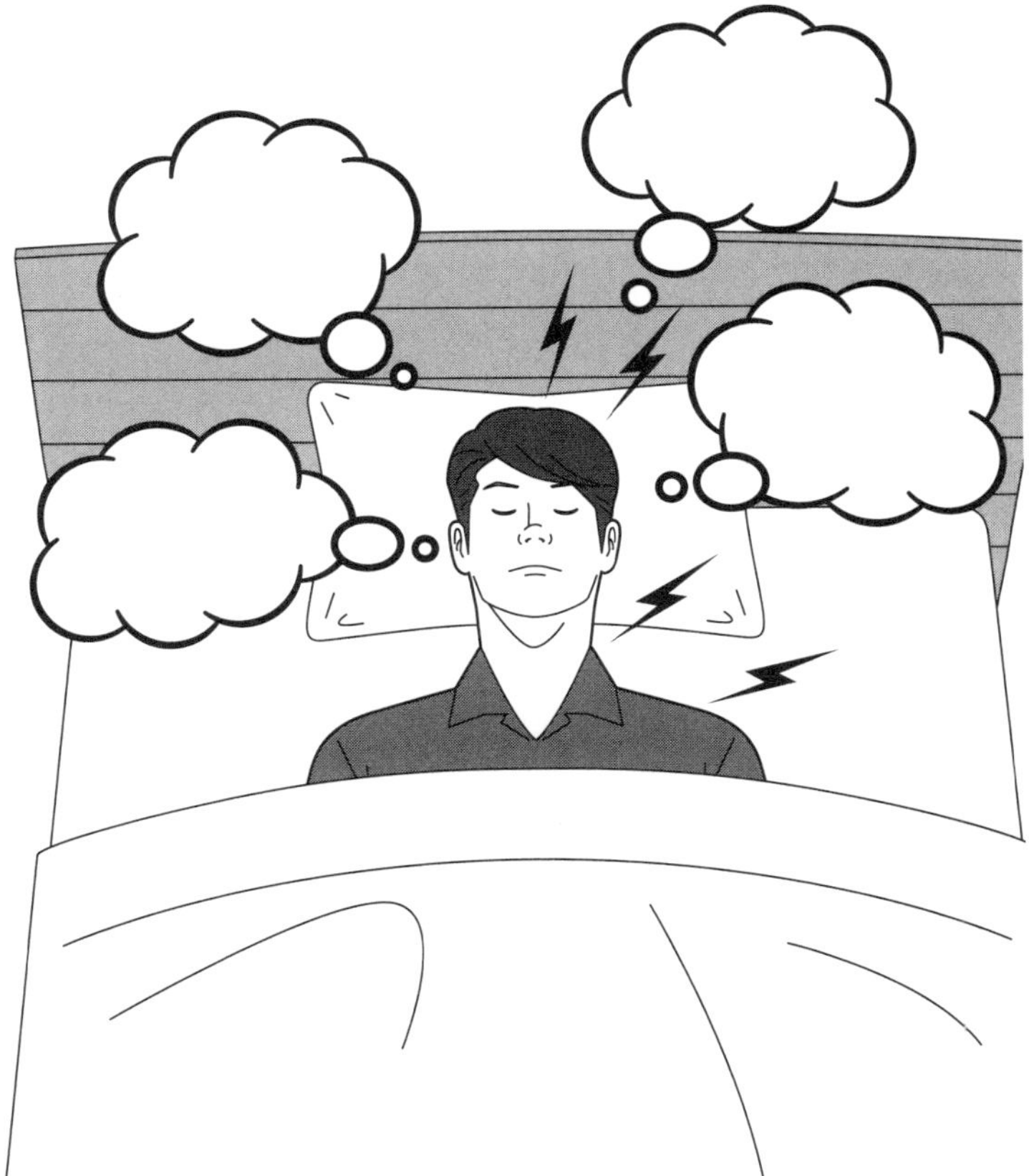

じつは寝ている間もストレスなどによる緊張は続いてしまう。寝る前はなるべくよけいなことを考えないのがいちばん。

ストレスを減らすのがいちばんですが、現代社会ではむずかしいのも理解できます。

そこでこちらの方法があります。

頭部も上半身にあるので、筋膜の動きが呼吸のパターンと関係しています。

パターン別に次のようなエクササイズを行いましょう。


【頭部の緊張をほぐす】

〈息を吐くパターン〉

人差し指から小指の腹を前頭部に当て、頭部の筋膜を「後頭部」に寄せるように、後ろへ後ろへと動かす。「頭頂部から後頭部」へと指をずらしながら頭全体をマッサージしていく

息を吐くパターンの人は、頭部の筋膜を後頭部に寄せるように動かす傾向があります。

なぜかというと、息を吐くパターンに適しているのは、頭を上に向ける運動でしたよね（20ページ参照）。上を向くときには頭部の筋膜（帽状腱膜）が後頭部に向かっ

頭部の緊張をほぐす

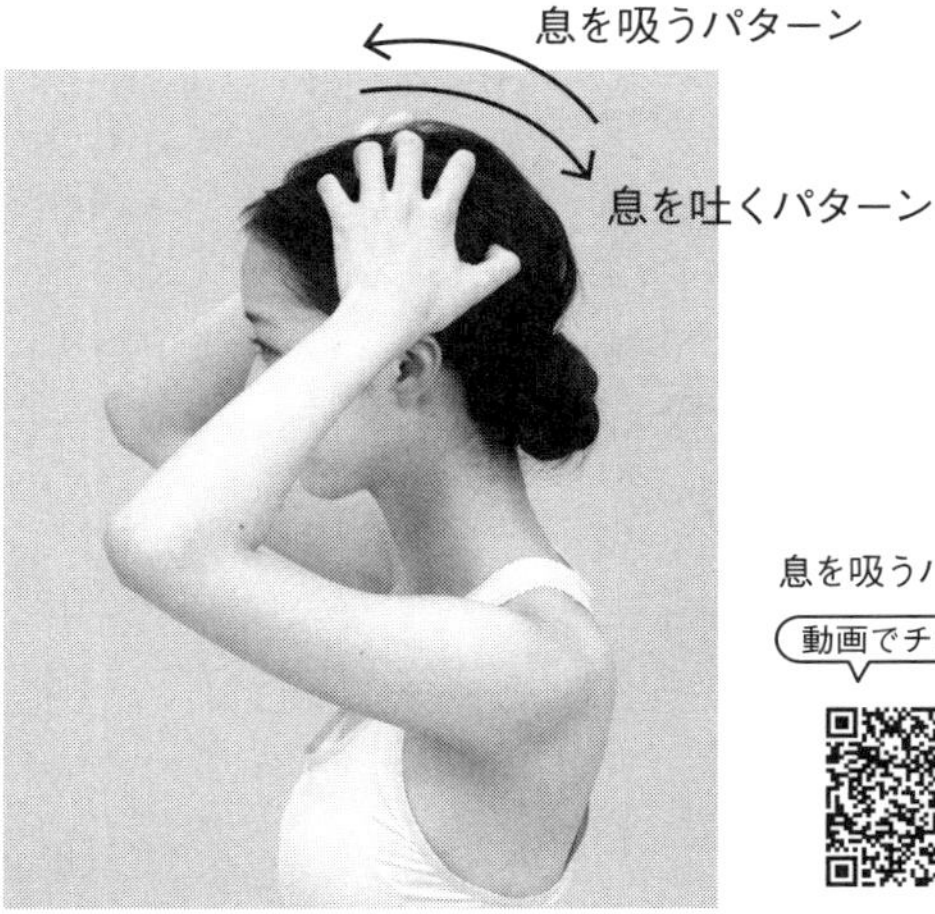

息を吸うパターン
動画でチェック!

息を吐くパターン
動画でチェック!

息を吸うパターンは、後頭部から顔に向かって【後ろから前へ】、息を吐くパターンは顔のほうから後頭部に向かって【前から後ろへ】手の位置を動かしていきます。

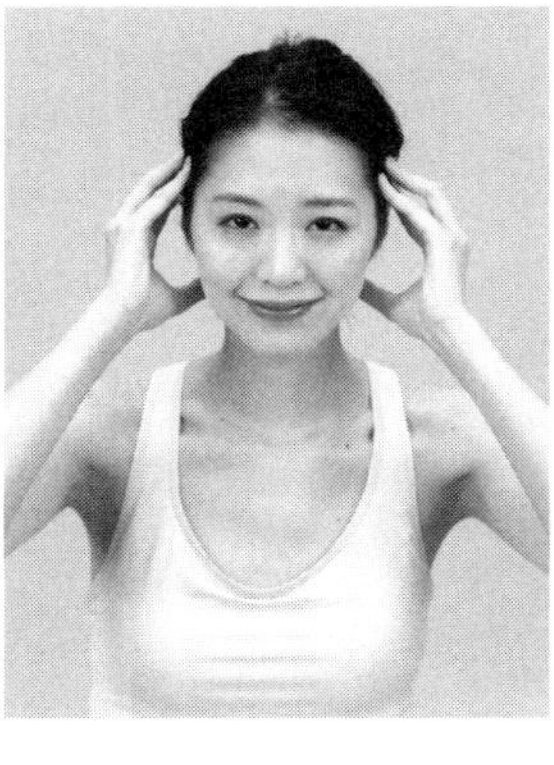

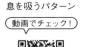

指の腹を頭部にあてたまま、頭皮を動かすように前後に小刻みにゆらす。指だけ動かすことはしないこと。

て動いたほうが上を向きやすい、だから後頭部に寄せるように手を動かしてしまいます。

〈息を吸うパターン〉
人差し指から小指の腹を後頭部に当て、頭部の筋膜を【顔面】に寄せるように、前へ前へと動かす。【後頭部から頭頂部】へと指をずらしながら頭全体をマッサージしていく

反対に、**息を吸うパターンの人は、頭部の筋膜を前頭部に寄せるように動かします。**

その理由はさっきの逆パターンです。

息を吸うパターンの人は頭が下に向く運動が適していますが、下を向くときには頭部の筋膜（帽状腱膜）をおでこに向かって動かしたほうが下を向きやすいからです。

Self case

頭の筋膜が固いと快眠できない！

頭部の筋膜が固いとまぶたが上に引っ張られる方向に力が働くので、目を閉じようとしてもわずかにすきまができるような、しっかり閉じられない状態になります。

これが熟睡を妨げます。**すきまから光が差し込み、熟睡に必要な暗闇がつくれない**のです。

すでに「これが日常」になっているケースも多いのでなかなか自覚しにくいのですが、私が患者さんの頭皮や顔をほぐすと、「目を閉じたときにいつもより目の前が暗い。しっかり閉じられている気がする」「まぶたがしっかり開けられる」と言う方が少なくありません。

頭部の緊張をほぐした後にまぶたを閉じてみてください。ほぐす前に比べてしっかりとまぶたが閉じられ、暗さを感じませんか。

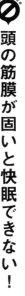

反対に、まぶたを大きく開けることもでき、視界が明るくなるような感覚もあると思います。

このセルフケアを就寝前に行えば、質のよい睡眠をとることができ、ひいては、疲労の回復やたるみ予防といったアンチエイジングにつながります。

Self case

意外すぎる原因、「小指」の〝浮き〟が肩こりに

足は体の中で唯一地面と接している場所です。**足の5本の指がしっかりと地面をとらえることで、全身の動きをコントロールしている**ので、それができないことで肩こりにつながることもあるのです。人間の体は複雑で興味深いですね。

さて、ここで問題になってくるのが、足の小指です。

はだしで床に立ってみてください。小指が床にしっかりとついていますか。

立ったり歩いたりするときに、**足の小指が地面から浮いてしまう人**がいます。

小指が浮いた状態で歩いていると、前進する勢いが足の指全体で制御されないため、肩から突っ込んでいくような歩き方になります。小指から勢いが抜けていくようなイメージでしょうか（左ページのイラスト参照）。

肩から突っ込んでいくので、その勢いを首や肩や背中の筋肉で制御しようとします。

小指が浮いていて肩から突っ込んでいく歩き方

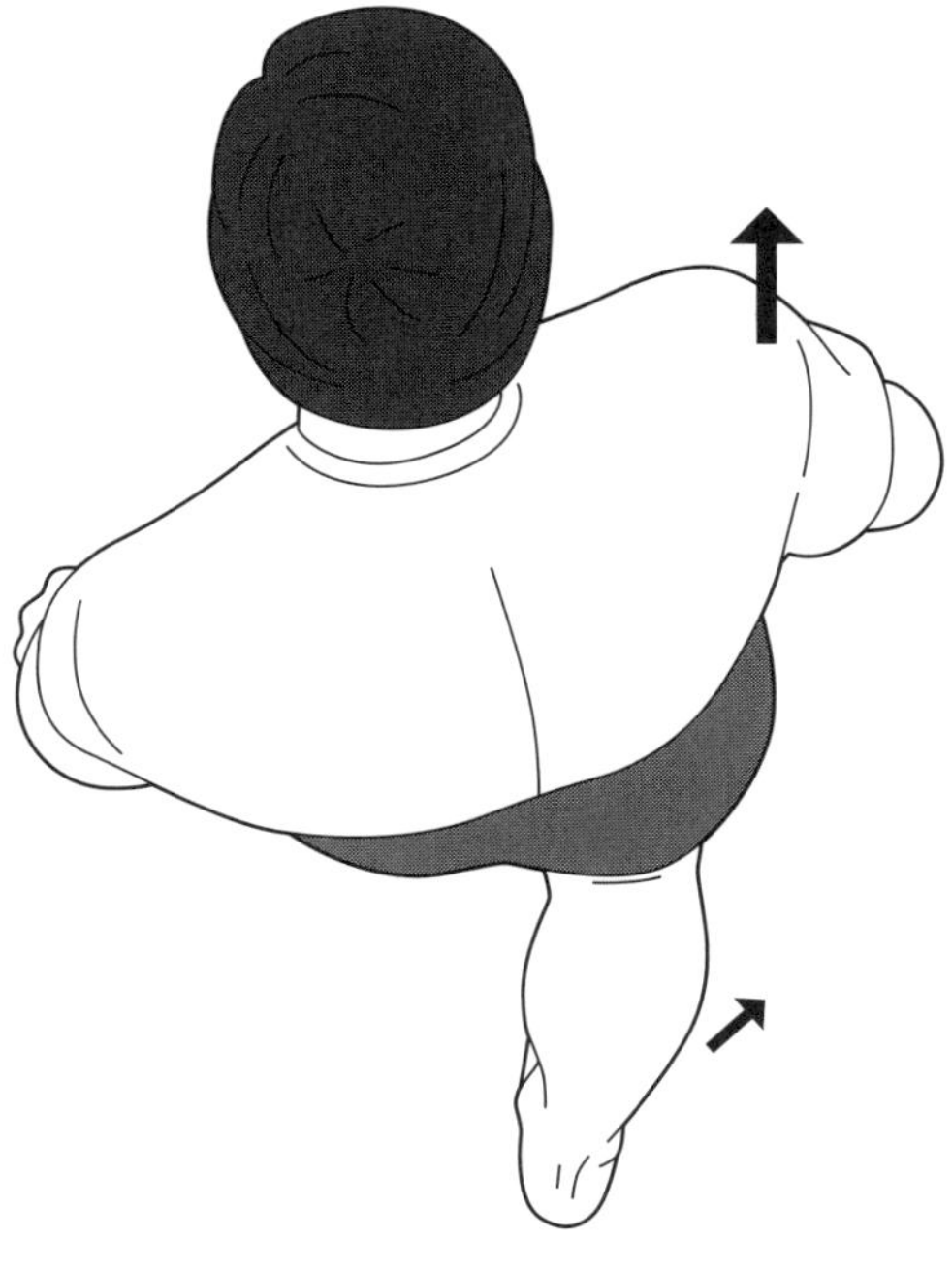

蹴り出した足の小指から、前に
進む力がもれるようなイメージ。
それに引っ張られるように、肩
のほうから突っ込んでしまう。

これが歩いているときにつねに起こっているのですから、**首や肩、背中はがんばりすぎ**ているのです。

私たち理学療法士は、その人が遠くから歩く姿を見るだけで、肩こりがあるかどうかがわかります。なぜなら、肩こりの人はだいたい肩から突っ込んでいくように歩いているからです。

いままでの肩こり解消法を行っても効果が出ない場合は、「小指」を疑いましょう。小指は下半身にあるのに上半身のパターンに連動するめずらしい部位です。

- **息を吐くパターン＝小指を握る運動**
- **息を吸うパターン＝小指を反らす運動**

をそれぞれ行うことで小指が地面につきやすくなり、肩から前にでる歩き方を改善します。

【小指の浮きを改善する】

〈息を吐くパターン〉
はだしになり、足の小指をギューっと握る。もしくはタオルを敷いて、足の指で手繰《たぐ》り寄せる「タオルギャザー」を小指だけで行う

息を吐くパターンの人は、小指を「握る」動きで小指が地面につきやすくなります。すると肩が前に出る歩き方が改善され、肩こりの原因となる筋肉がゆるみます。

〈息を吸うパターン〉
はだしになり、足の小指だけを反らす

息を吸うパターンの人は、**小指を反らす運動をすることで小指が地面につきやすくなり**、肩が前に出る動きが改善されて肩こりの原因となる筋肉がゆるみます。

タオルギャザーは向きません。肩こりを悪化させます。

小指だけを動かすのがむずかしい場合は、クッションの端などに足の小指だけをの

小指の“浮き”からくる肩こり解消法

●息を吸うパターン

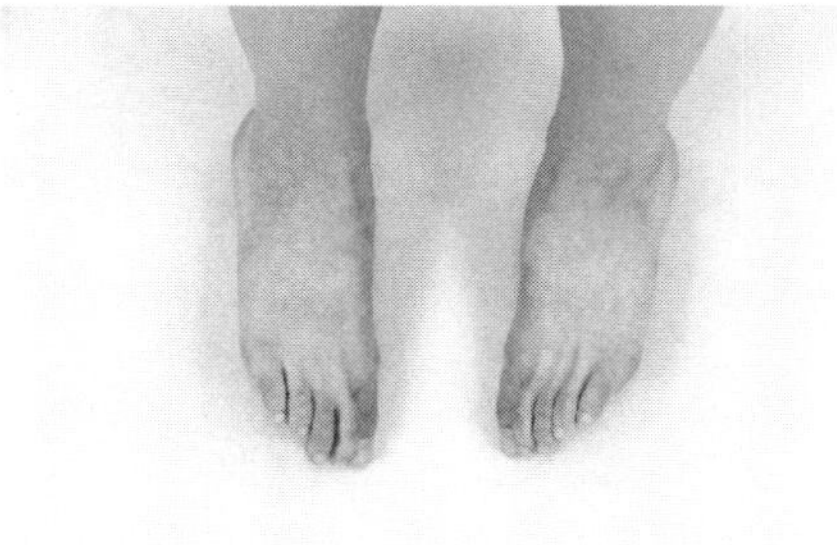

足の小指を握るように曲げる。タオルを足の指だけで手繰り寄せる「タオルギャザー」を小指だけで行うのもおすすめ。

●息を吐くパターン

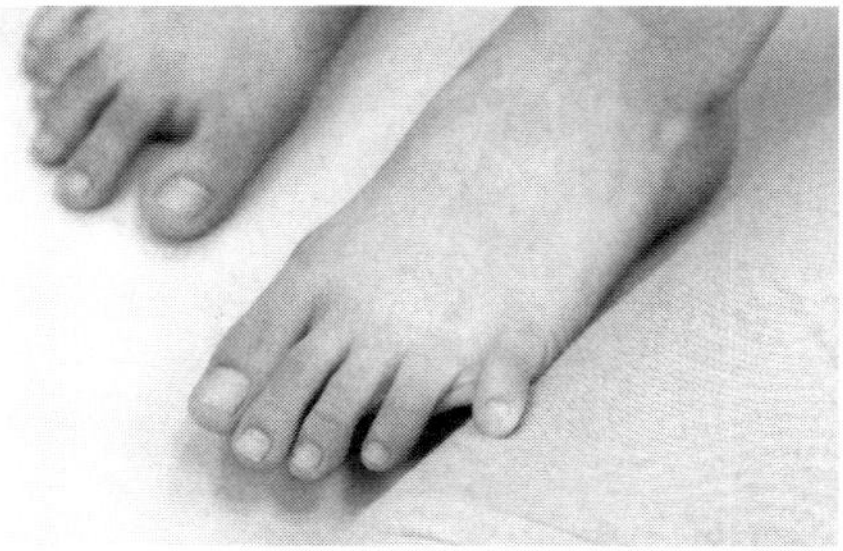

はだしになり、足の小指だけを反らすようにする。クッションの端などに足の小指だけをのせるとやりやすい。

せると反らしやすくなります。

たとえ立っているときに小指が浮いていたとしても、小指を反らす（さらに浮かせる）運動をしてください。反らす動きだけが小指を接地しやすくしてくれます。

一見、タオルギャザーのような指を丸める運動のほうが効果がありそうに思えますが、それを行うと、かえって足の小指が地面につかなくなってしまうので注意しましょう。

Self case 0 それでも治らなければ、内臓疾患の疑いを

内科疾患によって肩こりの症状を引き起こす場合があります。

狭心症、心筋梗塞、肝臓障害、肺結核や肺膜炎の初期症状などでも肩こりが生じます。肩こり以外に以下の項目に該当していませんか。

・肩こり以外に背中全体の痛みがある（心臓病）
・肩こり以外に強い胸焼けや胸の締め付けがある（心臓病）
・下痢や便秘など胃腸に不調があるときに肩こりや肩甲骨の間が痛くなる（胃腸障害）

・微熱や咳《せき》などが続く（肺結核や肺膜炎）
・右側の肩甲骨や右肩が痛さに加えて体のだるさや疲れやすい症状がある（肝臓障害）
・本書に書いてあることを実践したり、血行をよくしても一時的な症状の改善が見られない場合

このような場合は、医師の診察を受けるようにしてください。

Self case 2 五十肩の原因も肩とは別の場所にある

同じく肩の不調として五十肩があります。「五十肩と四十肩はどう違うんですか？」という質問をよくいただきます。

答えは「どちらも同じ」。

「五十肩」とは、肩関節の周囲に炎症が起きた「肩関節周囲炎」の俗称のこと。40代だから四十肩、50代だから五十肩と呼ばれていて、20代でも、中学生でも肩の周囲に炎症が起きれば五十肩と同じような症状になります。

中学2年生の野球部のピッチャーだったとしても、体幹の動きが悪い状態でボールを投げ続けていれば、やはり五十肩になります。

肩こりは筋肉の緊張ですが、五十肩は肩関節の炎症です。

また発生しやすい場所も異なっていて、**肩こりは首のあたりが痛くなり、五十肩は腕の付け根あたりが痛くなる**ことがほとんどです。

さまざまな動作が肩関節に負担を与えた結果、炎症を起こし、五十肩になります。

たとえば、何か後ろの物を取るときに、体を十分に回旋させればよいのですが、肩関節から先の手先の動きだけで取りにいこうとすれば、動きの支点となる肩関節に過剰な負担が加わります。

体幹部がサボっていても同じことです。

たとえば運転中に窓から駐車券や領収書などを受け取る場合を想像してください。シートベルトで固定されていることもあって、胴体がのびていかないので、腕だけで受け取ろうとします。

腕だけで物を取ろうとするときがとくに危険！

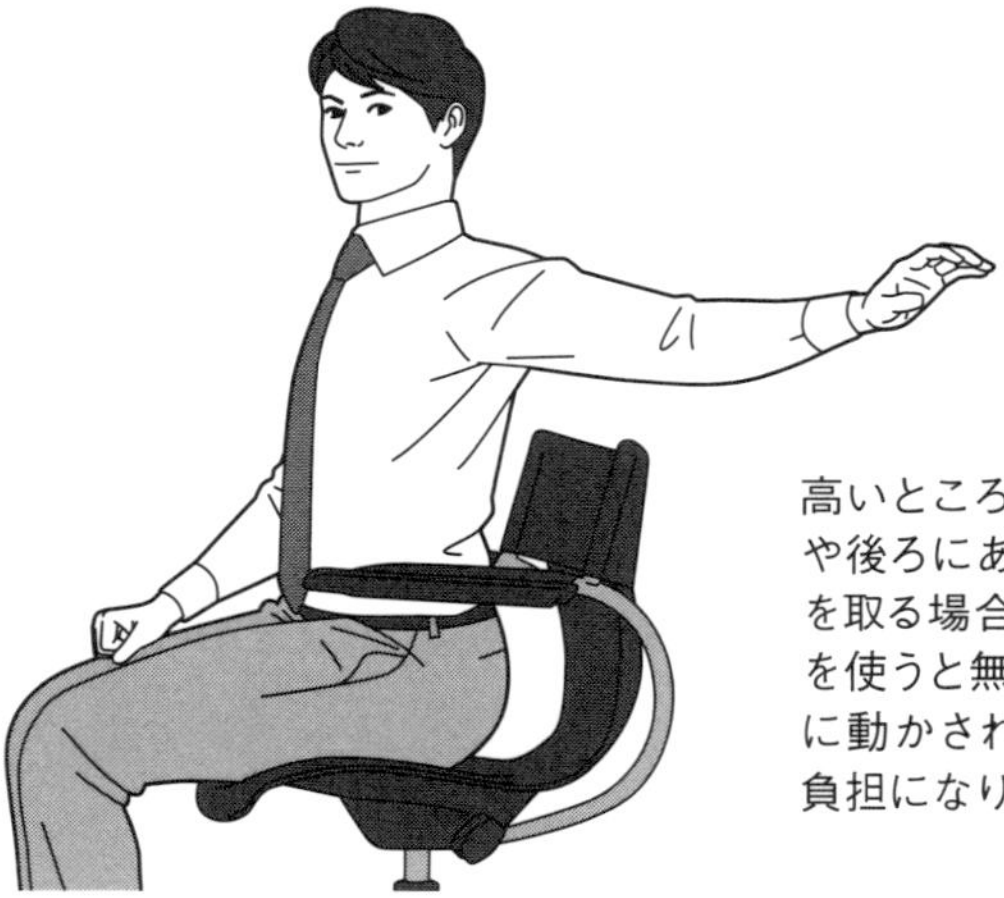

高いところにある物や後ろにある物などを取る場合、腕だけを使うと無理な角度に動かされてしまい負担になりやすい。

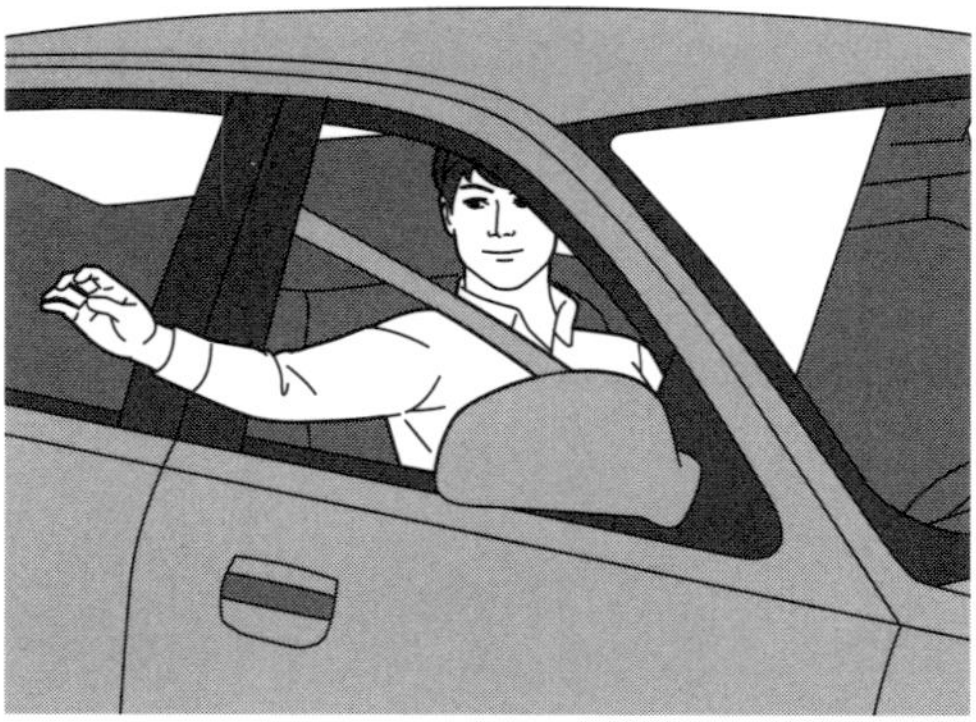

同じく体幹を使わず、腕だけを伸ばしている。この場合、めんどうでもシートベルトをはずし、上体ごと前のめりになるといい。

体幹部の骨や筋肉をサボらせないでしっかり働かせると、本来、**胴体部分はアコーディオンのようにしなやかにのびます**。肩に負担をかけることもありません。

五十肩の痛みも上半身の「Ｎ－ＥＸ」を行うことで解消できますが、同時に胴体部分の動きをしなやかにすることで効果が高まります。**体幹部分の正面や側面を伸ばす動きを取り入れます**。

【五十肩の解消法１】（134ページ参照）
椅子に座り、上半身を横に傾ける。「C」の字になるように。左右5回行ったら、五十肩のある側にもう一回傾ける

上半身を傾けるときに、体側の筋肉が引き伸ばされています。腕を上げて体を傾けたほうがよく伸びますが、痛くて上がらなければ無理をしないこと。上体が前に倒れないように注意してください。

痛みがあるほうを上にして横向きに寝て腰にクッションを挟み、上になったほうの

五十肩の解消法

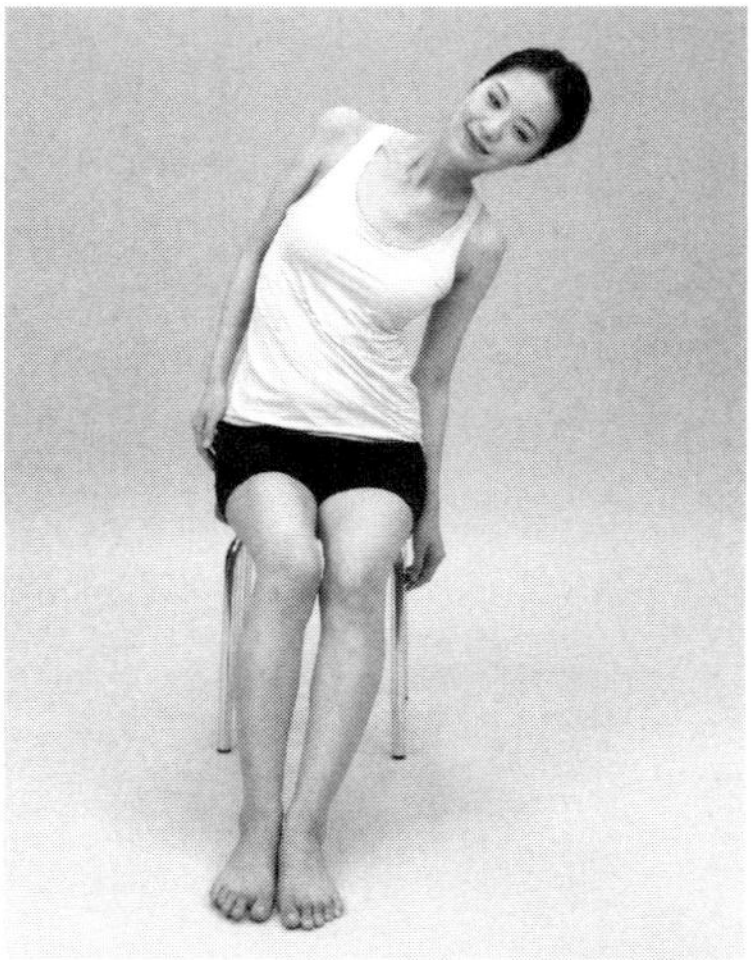

●解消法１

椅子に座って上半身を横に傾け、体の側面を伸ばす。このとき上体が前傾しないように注意。左右行って１回。５回くり返したら、肩こりのある側にもう１回傾ける。

動画でチェック！

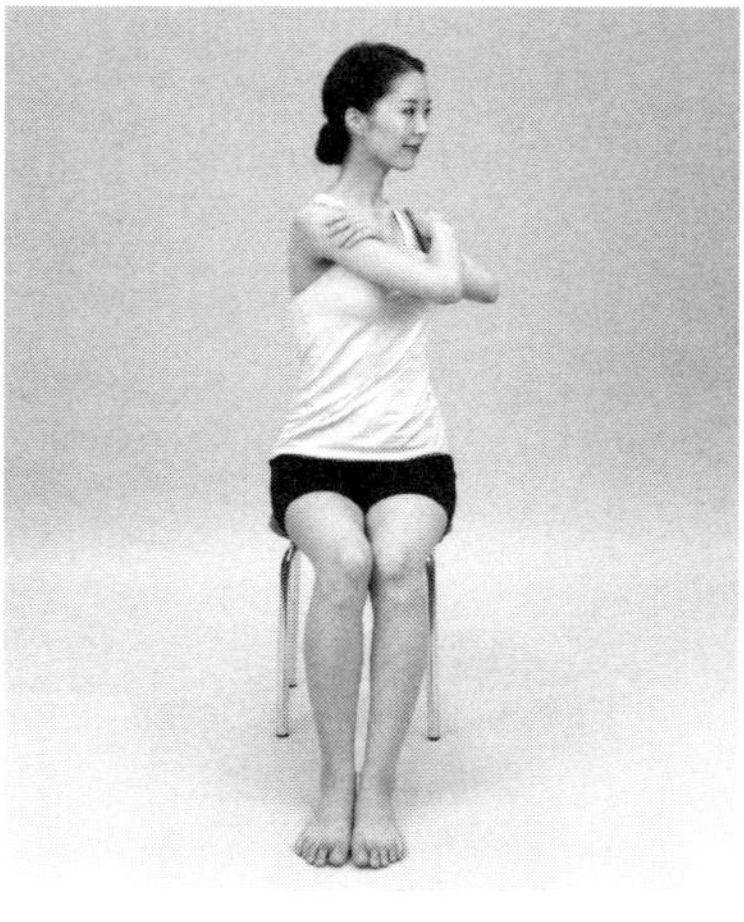

●解消法２

胸のとこで腕をクロスさせ、そのまま左右に体をひねる。左右行って1回。これを5回程度くり返す。つっぱりが気になる側は多めに行うのがおすすめ。

動画でチェック！

体側を伸ばすのもおすすめです。クッションを挟むと高さがでるため、体を伸ばしやすくなります。下側の脚を曲げて手を伸ばすと姿勢が安定します。

【五十肩の解消法2】(右ページ参照)

1　椅子に座り、両手を体の前でクロスさせる

2　上体を左右に5回ひねる。左右行ったら、肩こりのある側にもう1回ひねる

左に回旋するときは左のお尻に体重をかけながら、右に回旋するときは右のお尻に体重をかけながら行ってください。

Self case

「寝違え」なら首ではなく、脇の下をもむ

朝起きて、首を動かしたらピッキーンと激痛！

「寝違え」は**睡眠中の無理な姿勢などによって首に負担**がかかり、朝目覚めたときに、首から肩にかけて痛みが出る症状です。医学的には脇の筋肉と筋膜(腋窩隙)が固く

なると起こります。

たいていの場合、寝ている間に腕がヘンな位置にあることで肩甲骨と腕の骨（上腕骨）をつなぐ筋肉（脇の筋肉）が緊張し、さらには脇の筋膜の緊張も高くなります。

脇の筋膜が強く首と連動しており、**脇の筋肉の固さを首の痛みとして認識してしまうことによって首の痛みと勘違い**してしまいます。

多くの人は、首が痛いので首をもんで治そうとします。ですが、寝違えは首をもんでも治りません。むしろ痛みが強くなることが多いでしょう。

寝違えは腕の付け根の後方、いわゆる**脇の部分の背中側の筋肉の緊張**によって起こるので、その部分をほぐせば寝違えの症状は誰でも劇的によくなります。

【寝違えの解消法】（左ページ参照）
寝違えている側の腕を上げ、もう片方の手で脇の後ろ部分を押す

この脇の部分は解剖学的名称で、「腋窩隙《えきかげき》」といい、さまざまな方向に走る筋肉が複雑に入り組んでいて、その筋肉の間に腕や手、背中に向かう神経があります。

●寝違えの解消法

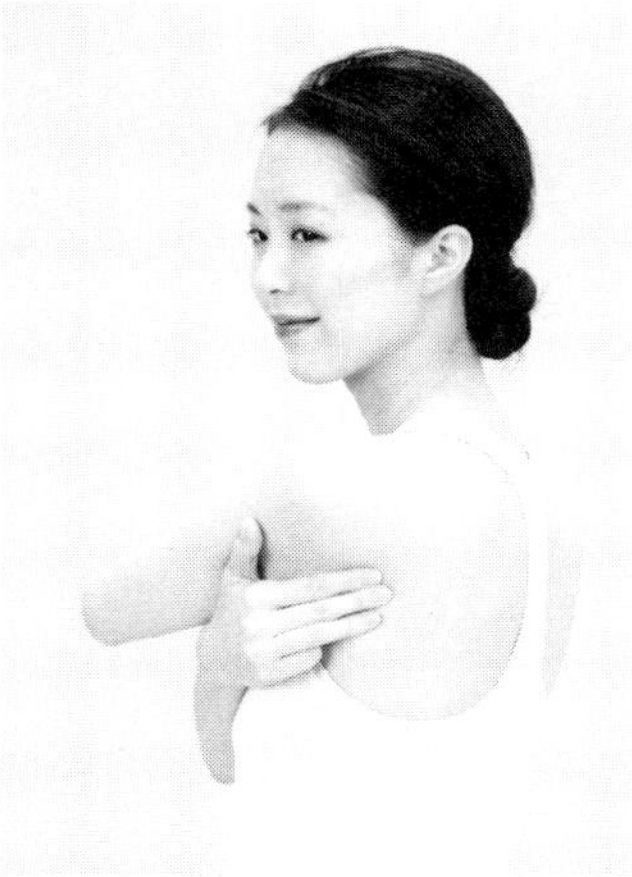

寝違えた側の脇の後ろ側をまっすぐに押す。グリグリしなくても大丈夫です。

さらに、この脇の後ろ側が固くなると腕の神経を圧迫して、腕に痛みやしびれが出る場合もあります。

そこで驚いて整形外科に行くと「頸椎椎間板ヘルニアです」と診断される→「牽引《けんいん》をしましょう」などと言われ、機械で首を引っ張られてしまう→効果がないばかりか悪化する、というケースが少なくありません。

40歳、50歳にもなると、たいていの人は首の骨が変形してくるものです。

「手がしびれるからヘルニアかもしれない」と思ったときに、**脇の後ろ側をもんでラクになるなら、筋肉の固さによるしびれ**

の可能性があります。

そして、ほとんどの場合がこれに当てはまるので、重大な疾病だとあわてる前にチェックしてみましょう。

第5章

腰痛とひざのしつこい痛みに負けないセルフケア

―太ももの動作「パターン」で最適な解消法がわかる！―

パターン別エクササイズで下半身の不調のほとんどは解決できる

腰痛も腰に痛みの原因があるのではなく、肩こりと同様、他の場所＝サボっている部分に原因があります。

股関節の動きが悪い（サボっている）と、骨盤を立った状態にすることができないので、腰が丸まり猫背になります。

高いところにある物を取る、洗濯物を干すといった腰を反らせる動きをするときに肋骨（胸郭）や股関節、足関節がサボっていると、これもまた腰ががんばるしかありません。

これらはいずれも腰痛予備軍の仲間入りです。

腰ががんばりすぎると腰椎《ようつい》椎間板ヘルニアなど、より重症度の高い腰痛に移行してくることも多々あります。

Self case ⊘ 基本の「N-EX」に追加して行うなら

下半身のパターンチェックは、上半身と同様にそのままエクササイズになります（理由は94ページに紹介したとおりです）。**それぞれの動きをゆっくりと5～10回くり返してください**。

下半身の基本の「N-EX」（28～33ページ参照）でさまざまな下半身のコリや痛みが改善していきますが、次のような方法を取り入れると、より深く効かせることができます。

太ももの前側を使うパターンから紹介します。

【太ももの前側を使うパターン】

〈下半身のコリ・痛みを解消する1〉（144ページ参照）

1　あお向けになり両脚を上げる。脚をぴったりくっつけなくてOK。上げすぎないように

2　脚を浮かせたまま、交互に両脚を交差させる。上になる足を替えながら、ゆっくり5～10回

股関節を意識し、脚を内側に開く筋肉（股関節内転筋）を働かせます。

〈下半身のコリ・痛みを解消する2〉（145ページ参照）

椅子に座り、右手を左ひざの内側に、左手を右ひざの内側におく。手でひざを閉じさせない力を加え、その力に負けないようにひざを閉じる

ひざを内側に入れる動きがポイント。股関節を意識し、脚を内側に入れる筋肉を働かせます。

手でやりにくい場合は、テニスボールを使いましょう。ひざの間にテニスボールをはさみ、それをひざで押す方法です。テニスボールが手の役目をしてくれます。

〈下半身のコリ・痛みを解消する3〉（146ページ参照）

まっすぐ立ち、かかとの上げ下げを行う。つま先立ちの状態になり、ふくらはぎの筋肉を働かせる

つま先立ちをしたときふらつきそうな場合は、壁に手をついて行ってください。

【太ももの裏側を使うパターン】

〈下半身のコリ・痛みを解消する１〉（１４７ページ参照）

１　あお向けになる

２　かかとを床につけたまま、両脚を開く

股関節を意識し、脚を外側に開く筋肉（股関節外転筋）を働かせます。

〈下半身のコリ・痛みを解消する２〉（１４８ページ参照）

椅子に座り、手を太ももの外側に置き、ひざを開かせないように力を加え、それに抵抗するようにひざを開く

太もも前側を使うパターン

下半身のコリ・痛みを解消する１

5～10回
くり返す

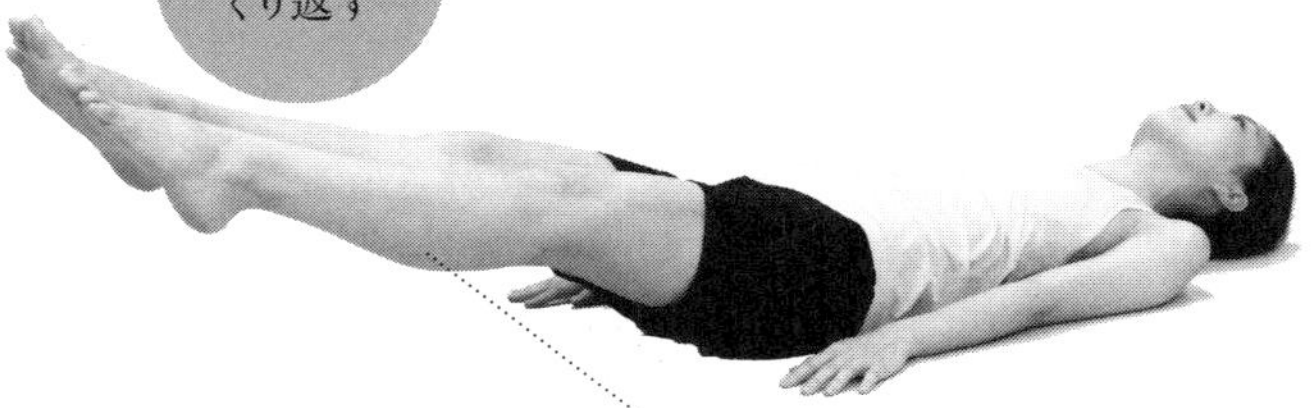

あお向けになり 両脚を上げ 交差させる

上になる足を替えながら、ゆっくり5～10回ほどくり返す。股関節を意識し、脚を内側に開く筋肉（股関節内転筋）を働かせる。

脚をぴったりくっつけなくてOK。脚は上げ過ぎると効かせたい筋肉とは違う筋肉が働いてしまうので注意。

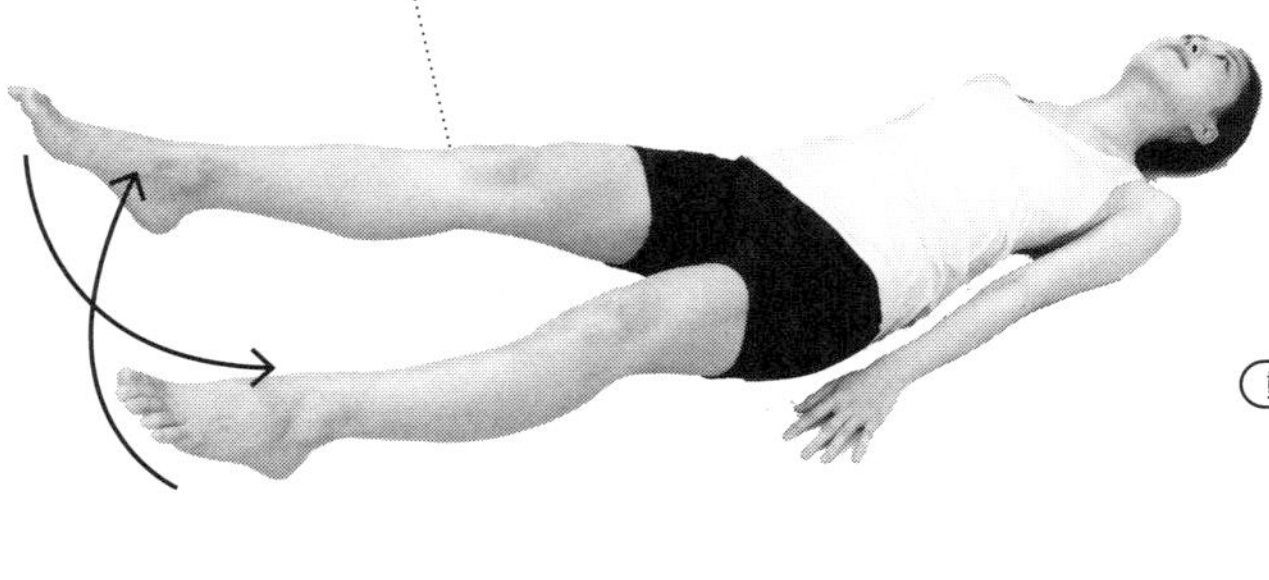

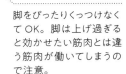

動画でチェック！

太もの前側を使うパターン

下半身のコリ・痛みを解消する２

5〜10回
くり返す

椅子に座り、手で抵抗を加えながらひざを閉じる

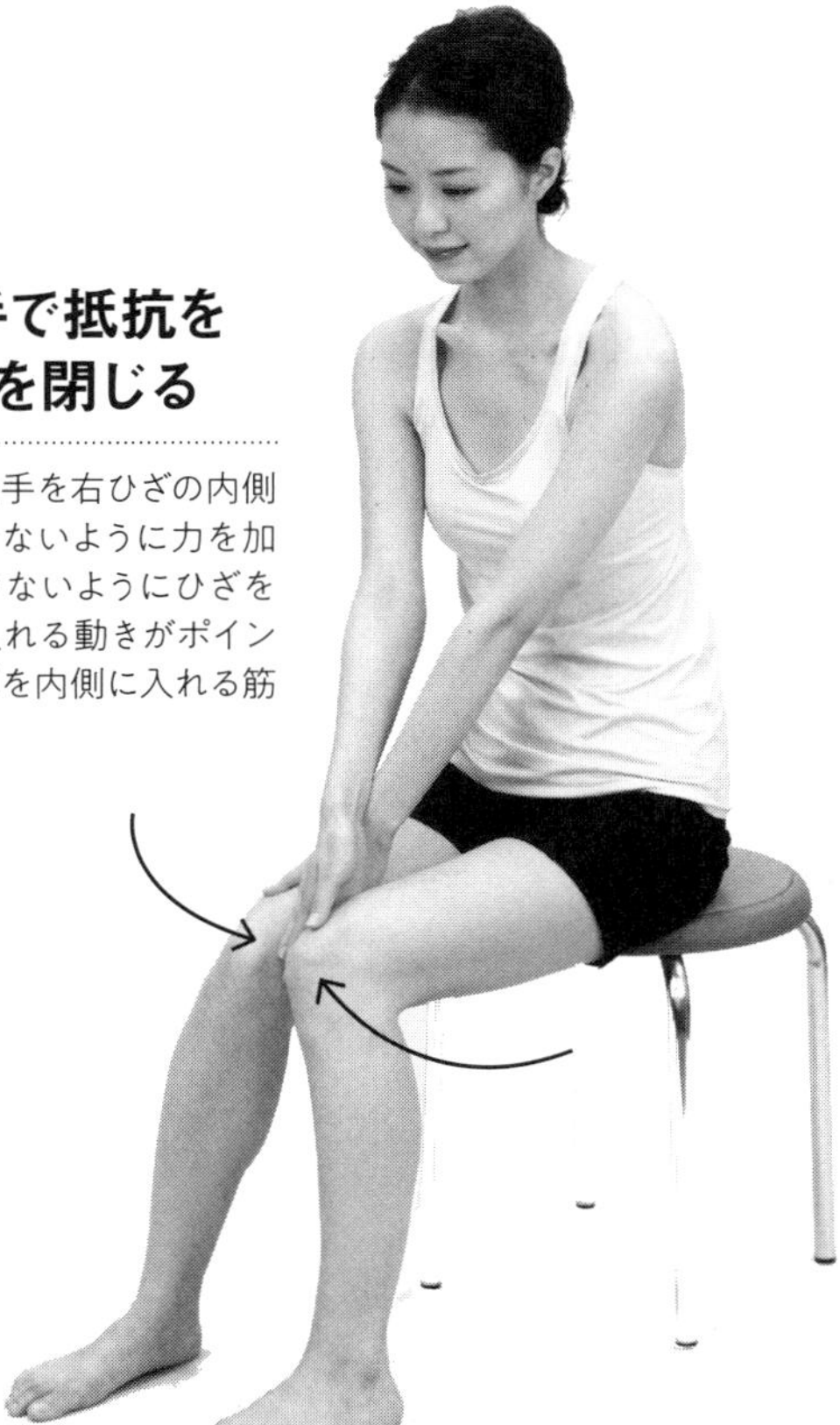

右手を左ひざの内側に左手を右ひざの内側に置き、ひざを閉じさせないように力を加えながら、その力に負けないようにひざを閉じる。ひざを内側に入れる動きがポイント。股関節を意識し、脚を内側に入れる筋肉を働かせる。

●手でやりにくい場合は
テニスボールを使って

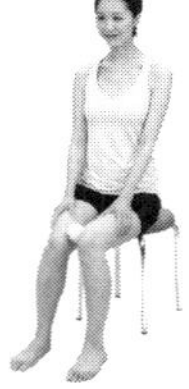

ひざの間にテニスボールをはさみ、ひざを閉じて押す。テニスボールが手の役目になる。

動画でチェック！

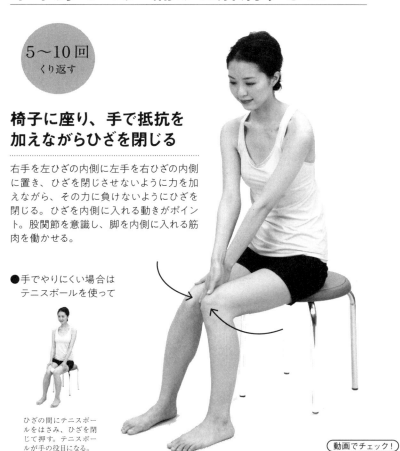

太ももの前側を使うパターン

下半身のコリ・痛みを解消する３

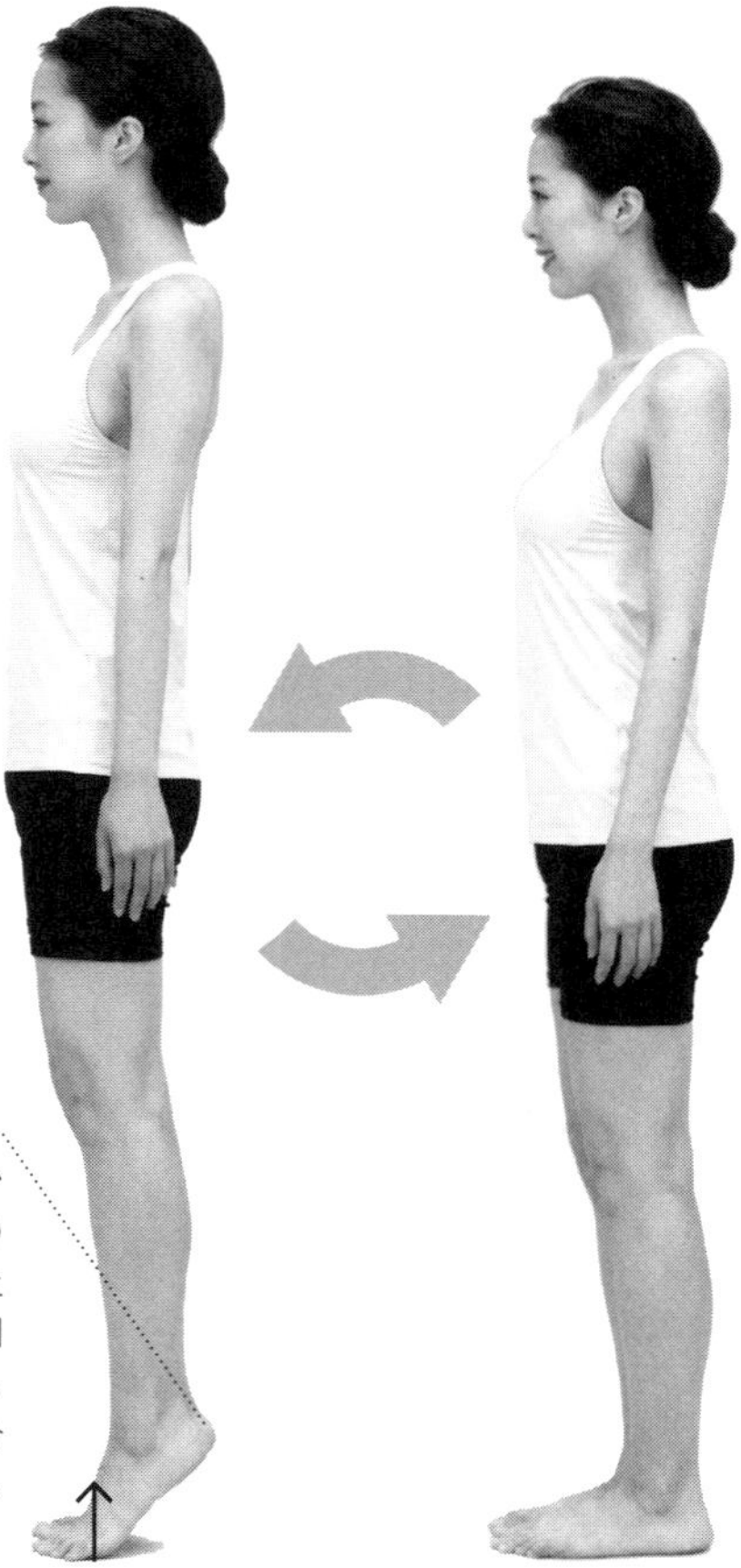

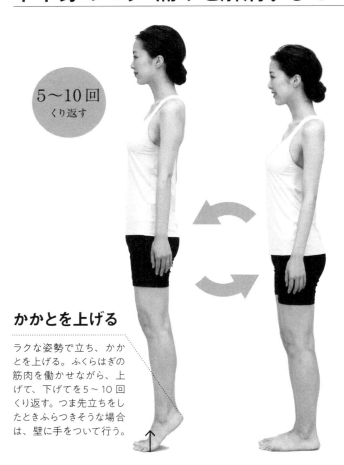

5〜10回
くり返す

かかとを上げる

ラクな姿勢で立ち、かかとを上げる。ふくらはぎの筋肉を働かせながら、上げて、下げてを5〜10回くり返す。つま先立ちをしたときふらつきそうな場合は、壁に手をついて行う。

太ももの後ろ側を使うパターン

下半身のコリ・痛みを解消する１

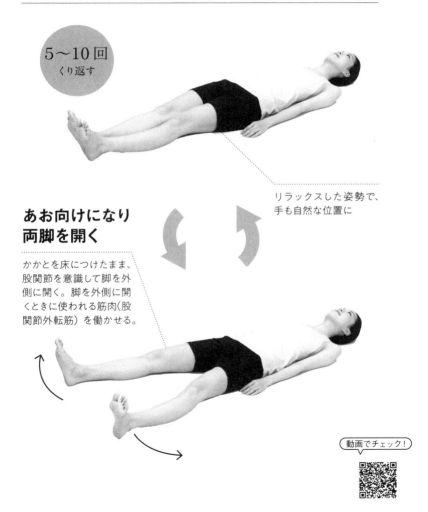

5〜10回
くり返す

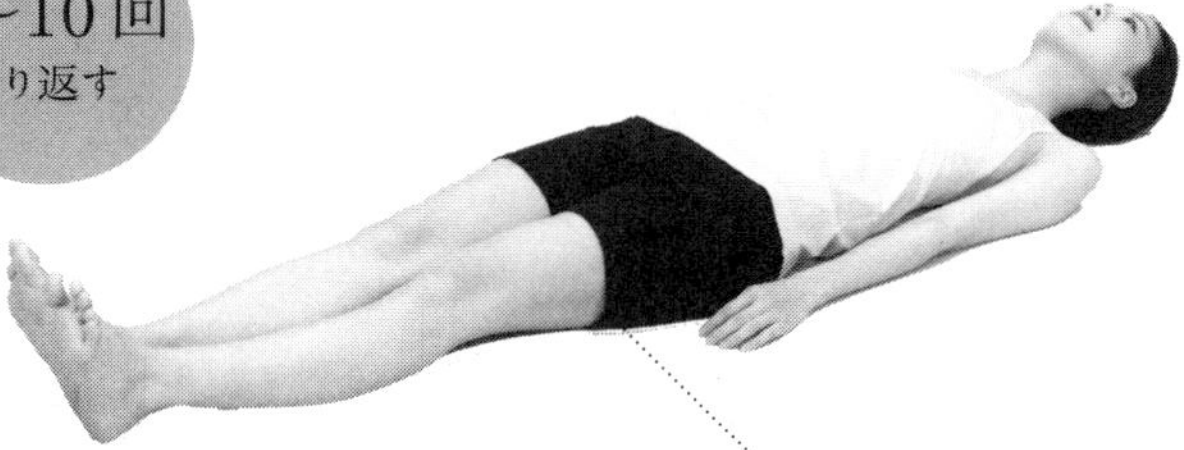

リラックスした姿勢で、
手も自然な位置に

あお向けになり両脚を開く

かかとを床につけたまま、股関節を意識して脚を外側に開く。脚を外側に開くときに使われる筋肉(股関節外転筋）を働かせる。

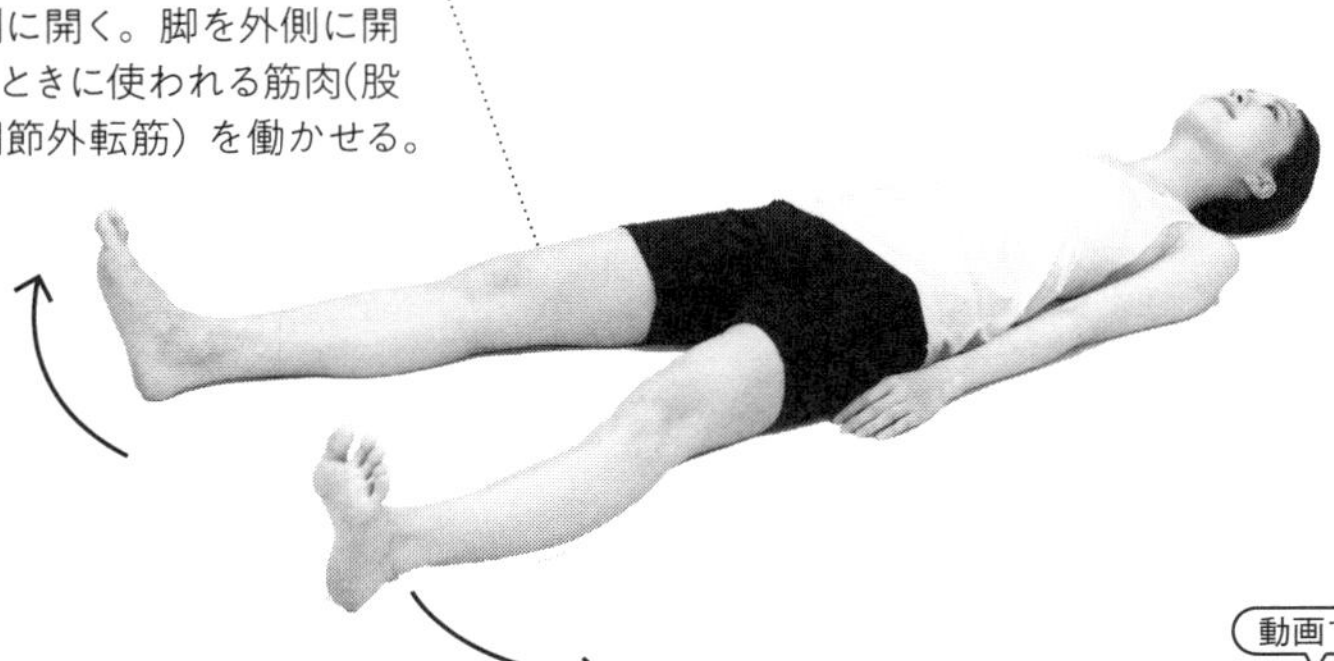

動画でチェック！

太ももの後ろ側を使うパターン

下半身のコリ・痛みを解消する２

5～10回
くり返す

椅子に座り、手で抵抗を加えながらひざを開く

太ももの外側に手を置き、ひざを開かせないように力を加えながら、その力に負けないようにひざを開く。ひざを外側に開く動きがポイント。股関節を意識し、脚を外側に開く筋肉を働かせる。

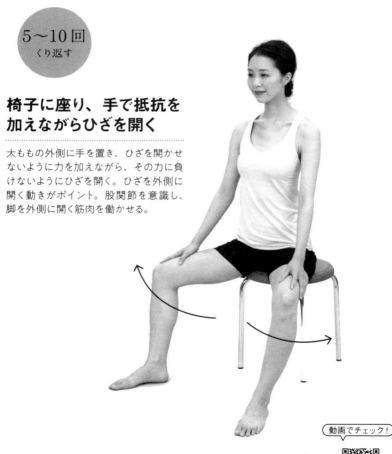

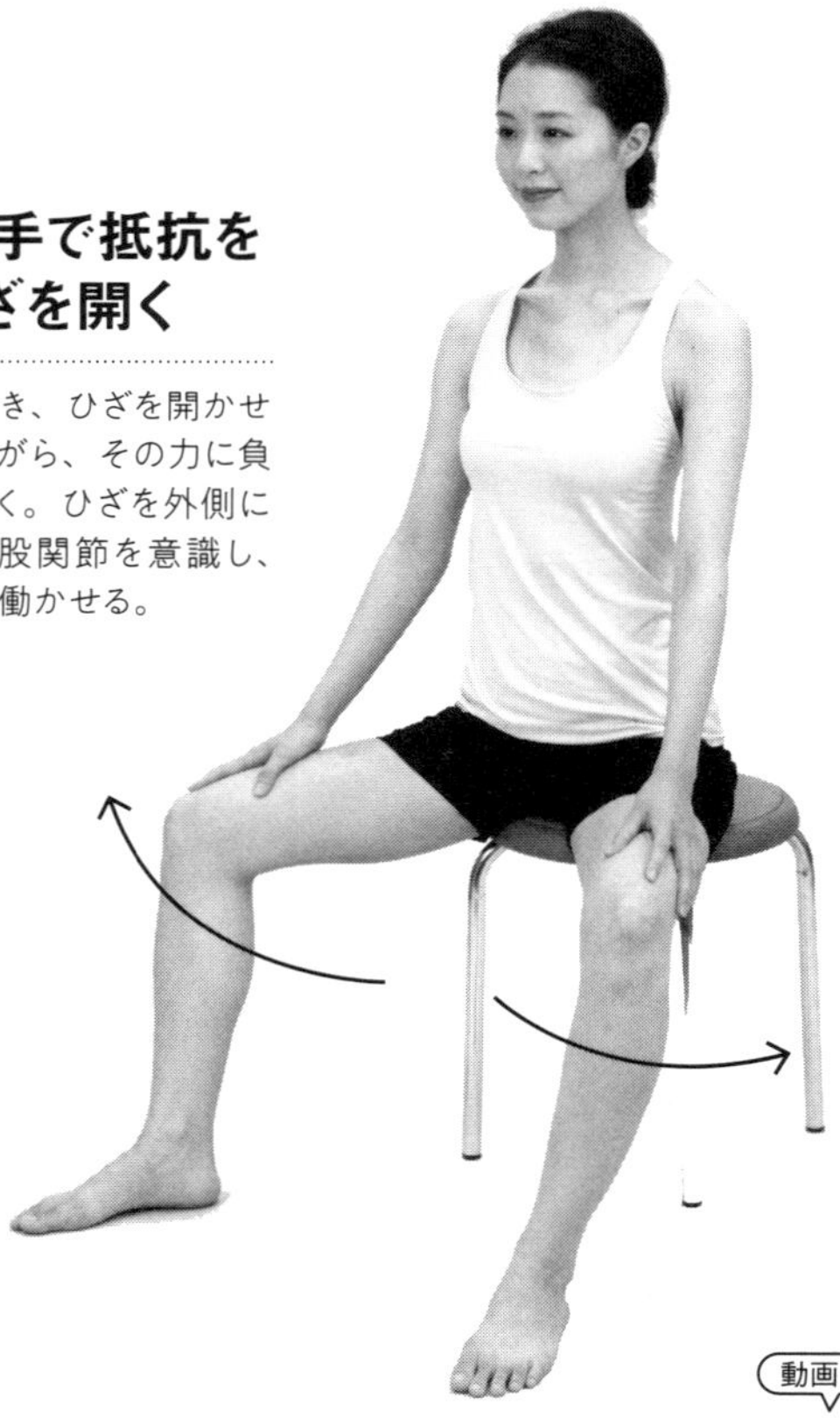

動画でチェック！

太ももの後ろ側を使うパターン

下半身のコリ・痛みを解消する３

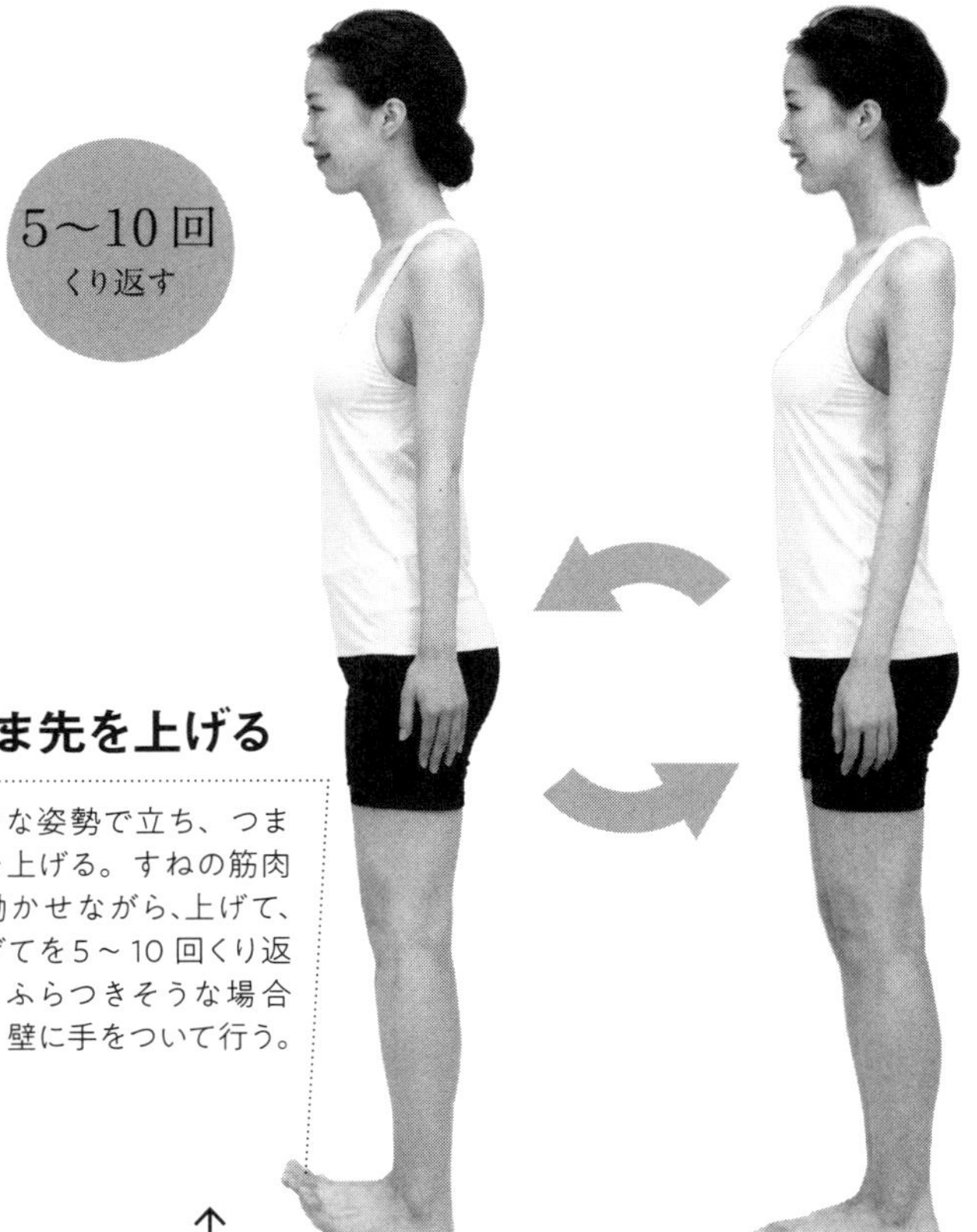

つま先を上げる

ラクな姿勢で立ち、つま先を上げる。すねの筋肉を働かせながら、上げて、下げてを5〜10回くり返す。ふらつきそうな場合は、壁に手をついて行う。

股関節を意識し、脚を外側に開く筋肉を働かせます。

〈下半身のコリ・痛みを解消する3〉（149ページ参照）

まっすぐに立ち、つま先の上げ下げを行う。すねの筋肉を働かせる

ふらつきそうな場合は、壁に手をついて行ってください。

Self case ⓪ ぎっくり腰はやはり「動かないこと」が最善

「ぎっくり腰」は医学的には急性腰痛症と呼ばれ、簡単に解説すると、**腰の関節に無理な力がかかって炎症を起こしている状態**です。

思いもよらないことで、ぎっくり腰になることもよくあります。

・体の準備をしていない状態で荷物を持ち上げたとき

（自分が思っていた荷物の重さと実際の重さが異なっており、少し体をひねったような、無理な体勢で荷物を持ち上げたとき）

・座っていたソファから立とうとしたとき
（座面が低く、沈み込むようなやわらかいタイプの場合が多い）
・ズボンや靴下をはくとき
・顔を洗っているとき
・くしゃみをした瞬間

とくに朝は体が固く、体のすみずみに動きの指令が行きわたらないため、**手っ取り早く動く腰に負担がいきがち**です。ズボンや靴下をはくような動作、顔を洗う動作をする際、腰だけで体をかがめたためにぎっくり腰になることも多くあります。

ぎっくり腰になってしまったら、やはり動かさないのがいちばんです。コルセットなどで骨盤と腰部を固定して、３日間は安静にしておきましょう。このほうが、何かあれこれ処置をするよりも早く治ります。

腰を痛めて炎症を起こしている部分を動かせば、炎症が強くなったり、広範囲になったりすることも考えられます。

もし、切り傷ができたとして傷口を動かせばよくなるなんて誰も思わないですよね。それと一緒です。

ある程度歩行や立ち上がりの痛みがなくなり、「腰を動かすと再発するのではないか」という怖さだけになってきたら、急性期から抜け出せたということです。

Self case ⊘ ヘルニアでさえクセの蓄積が原因だった

腰椎《ようつい》は椎骨《ついこつ》という骨が5つ積み重なって構成されています。

そして、椎骨と椎骨の間にある椎間板《ついかんばん》というクッションが、椎骨どうしぶつかるのを防いでくれます。

体内のどこかにサボっている部分があって腰に負担がかかり続けると、**椎間板の髄核という部分が後ろ側（背中側）に飛び出し、これが腰椎のすぐそばを走っている神経を圧迫**します。これが椎間板ヘルニアです。

本来、ヘルニアには「飛び出る」という意味があるのもそのためです。

ヘルニアも結局のところ、体の動きに無理がかかった結果なので、「N‐EX」でサボっていた部位が働くようになると、症状が緩和していくだけでなく、再発も防げます（ぎっくり腰の場合は、急性期から抜け出したタイミングで「N-EX」を行います）。とくにぎっくり腰はクセになりやすいので、早々に体の動かし方を整えていくべきでしょう。

症状が違うのに、解決法が同じということにとまどわれるかもしれませんが、同時に、**がんばっている部分とサボっている部分があることがすべての元凶**ということに気づかれるかもしれません。

実際そのとおりで、そのくらいサボっている部分を動かしていくことは大切です。サボっている部分があると必ずどこかに負担がかかります。その**負担のかかっている部分の違いと、どのような症状がでるかということによって疾患名が分かれていく**だけの話だと納得いただけるのではないでしょうか。

負担がかかっているところが腰であれば腰痛になったり、ぎっくり腰になったり、腰椎椎間板ヘルニアになったりしますが、病名と症状が異なっても**結局は腰ががんばりすぎていることに違いない**のです（これは腰だけの話ではありませんが）。

「N-EX」によってサボっている部分をなくし、がんばりすぎて過労状態になっている部分を解消することができれば、ほとんどの身体的不調を改善することが可能です。

そして、体をラクに動かすことができれば、コリや痛みが再発しないだけでなく、疲れにくい体になれるのです。

Self case 8 どんなひざ痛もたった1つのアプローチでいい！

最後にひざの痛みについて解説しましょう。

ひざの痛みは小中学生のときに起こる成長痛か中高年になってあらわれるひざの皿周辺の痛み（膝蓋腱炎、膝蓋下脂肪体炎）などが定番でしたが、最近はランニングなどをやりすぎてひざを痛め、来院される患者さんも増えています。

いわゆる**「ランナーズニー」**という症状です。

「ランナーズニー」はランニングを頻繁に行う方に起こりやすく、膝の外側に痛みがでるのが特徴です。

ただし、どんなひざの痛みであっても、「痛みの原因が患部にあるわけではない」

のは前にお話ししたとおり。そう、ひざの痛みもまた、がんばっている部分とサボっている部分があるということです。

具体的に動きを解説しましょう。

本来、ひざの屈伸運動は股関節、太ももの筋肉、足首など、さまざまな部分が連動して可能になります。もちろん、サボっている部分がなければ、この連動はスムーズに行われ、痛みを引き起こすことはありません。

しかし、足首と股関節は動きを意識しにくくサボりがちの傾向があり、それらの動作をカバーするために太もも前側の筋肉をがんばらせてしまいます。

太もも前側の筋肉が使われると、同時に**ひざの皿をすねに留めている腱（膝蓋腱）や皿の下の部分（膝蓋下脂肪体）が引っ張られて炎症を発生、痛みに直結**します（157ページのイラスト参照）。

一方、ランニングでひざの屈伸運動をくり返すと、股関節の外側にある筋肉（大腿筋膜張筋）ががんばりすぎてしまいます。すると、太ももの外側にある腸脛靭帯《ちょうけいじんたい》に負担をかかるので、痛みが発症してしまうのです。

「年齢やシチュエーションが違えば、ひざの痛みの原因も違うだろう」

そう思われるかもしれませんが、じつのところ大もとは同じです。ランナーズニーも成長痛も中高年のひざの痛みも、がんばりすぎている場所があるからです。

くり返しになりますが、**ひざが痛いのはひざの軟骨がすり減っているからではありません**。軟骨には痛みを感じるレセプターがないので、本来軟骨は痛みを感じない部位です。

サボっている部分とがんばっている部分は人それぞれなのだとしたら、いろんな症状のあらわれ方があってもいいはずです。それなのに、肩こりや腰痛、ひざの痛みといった特定の部分にあらわれやすいなんて不思議ではありませんか。

これに関しては、体内にはサボっている部分の肩代わりしやすい部位というのがあるといえます。首や腰、ひざはとくに肩代わりしやすいということなのです。

ちなみに、膝関節が炎症を起こすとひざに水がたまることがあります。

治療としてひざの水を抜くとクセになるといわれますが、これは誤解です。ひざに

太ももを使いすぎるとひざが痛くなるしくみ

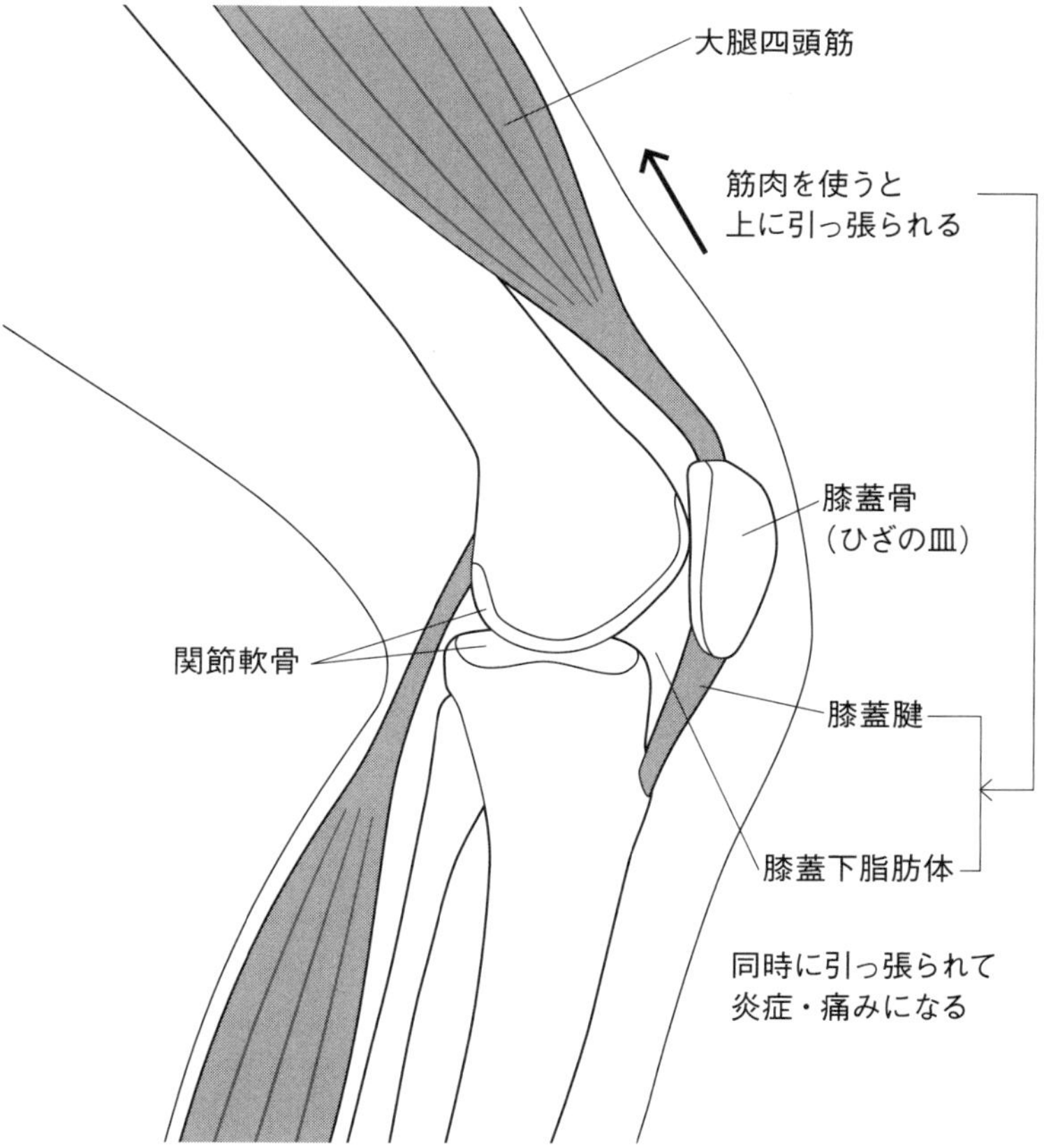

太ももを働かせるとももの前面の筋肉が上に引っ張られる。そのとき、ひざのお皿をすねに止めている腱や皿の下の部分が同時に引っ張られることで炎症になる。それもこれも、足首や股関節がサボっていることに由来する。

炎症が起きているから水がたまるのですから、ひざに炎症が起きない状態にすれば自然と炎症は収まってきます。そうすれば、また水がたまることはなくなってきます。

ひざの水を抜くとクセになるのではなく、ひざの過労状態が改善されない体の状態であるから、ひざに再び水がたまる。

こう考えるほうが正解です。

Self case

ひざ痛解消のポイントは太もも前側の筋肉にあり

では、ひざの痛みを解消するエクササイズをはじめましょう。

基本的にはひざの痛みも下半身の不調のひとつなので、下半身の基本の「N-EX」を行うことで解消されます。痛みの再発予防にもつながるでしょう。

そして、下半身の「N-EX」に加えて行っていただきたいのが、次の解消法です。

ひざ痛の場合、**股関節の動きをなめらかにして太もも前側の筋肉をがんばらせない**ことが、痛みを解消する第一歩になります。

太ももにあるひざを不安定にする筋の長い筋肉をなるべく使わないようにするため、太ももの付け根やひざ上を押さえた状態で行います。これにより、ひざを安定させる筋肉を働かせることができます。ご自分のパターンのほうを行いましょう。

【ひざ痛の解消法】

〈太ももの前側を使うパターン〉（１６０ページ参照）

１　椅子に座って、［太ももの付け根］を両手で押さえる。

２　押さえながらひざを［伸ばす］、戻すを5～10回くり返す。

〈太ももの後ろ側を使うパターン〉（１６０ページ参照）

１　椅子に座って、［ひざの少し上］の位置を両手で押さえる。

２　押さえながらひざを［曲げる］、戻すを5～10回くり返す。

くり返しになりますが、太ももの付け根やひざ下を押さえるのは、ひざ自体を動かさないようにするためです。

ひざ痛の解消法

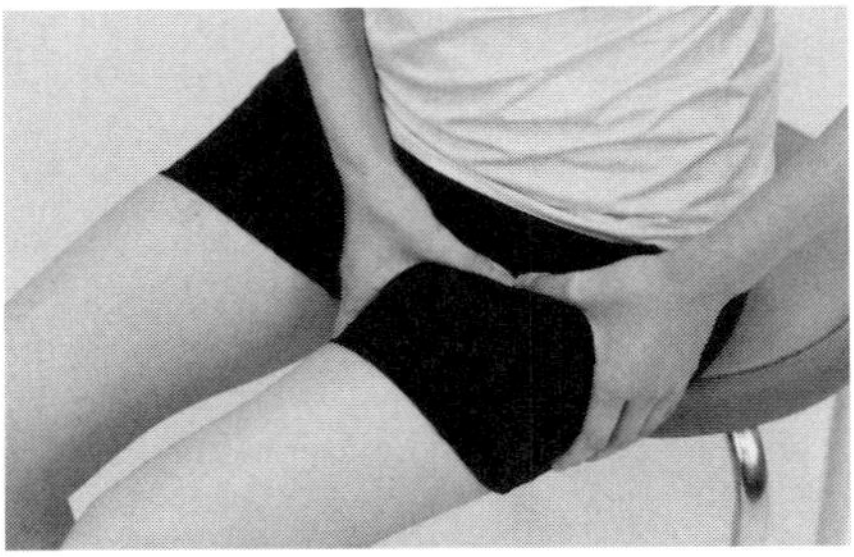

●太ももの前側を使うパターン

椅子に座った状態で行う。太ももの付け根を両手で押さえながら、ひざを伸ばして戻す。ゆっくり行うこと。

動画でチェック！

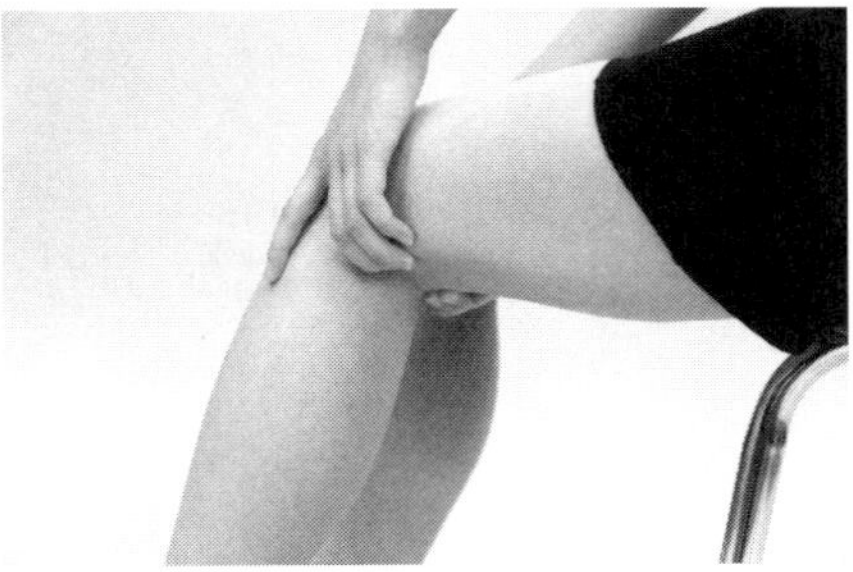

●太ももの後ろ側を使うパターン

椅子に座った状態でひざ上を両手で押さえながら、ゆっくりとひざを曲げて、戻す。

動画でチェック！

一般的に、ひざが痛くてひざが曲がりやすい場合は、ひざを伸ばすようなエクササイズをしたほうがよいと思われることでしょう。ですが、じつはひざを曲げるようなエクササイズを行うべきなのです。これにより、不思議なことにひざを曲げやすくも伸ばしやすくもなります（といっても不思議なことでもなんでもなく、体の機能によるものです）。

このように、その人にとっての動かしやすい動きを取り入れることで、苦手とする動きも改善していくのが「N-EX」の特徴です。

Self case

ひざの変形＝手術は得策ではない

さて、ひざの痛みに悩む患者さんを診ていると、次のようなケースによく遭遇します。

「数日前からひざが痛くて、なかなかよくならないので病院に行ってレントゲンを撮ったところ、『ひざが変形して骨の棘《とげ》が出ています』と言われた」

「『変形してひざの関節のつなぎ目が狭くなっている。加齢だから仕方がないし、手術しないと治らない』と言われて落ち込んでいる」

このようなお話を聞くと、私はいつも「変形や加齢が原因ではない」「手術は必要ないかもしれませんよ」とお伝えしています。

もし**変形が痛みの原因だとしたら、変形し始めたタイミングで痛みださないとおかしい**ですよね。3日前から痛むのだとしたら、その変形は3日前にはじまりましたか？

また、変形が痛みの原因かもしれないのに、手術せずに治療だけで痛みがなくなることがあるのはなぜでしょうか。

きちんとした治療を行えば、大勢の患者さんは手術をしなくても痛みは軽減するか治ってしまいます。

変形した関節は、自然と変形前に戻ることはありませんが、**変形が痛みの原因ではない**ので、「変形しているから手術をしよう」という説明には、かなりの無理があります。

膝関節の変形がはじまるときには、ひざの関節がゆるくなるという報告があります。

ゆるくなる＝関節がヘンに動きやすくなる、安定しにくくなることを意味します。

ゆるくなると関節内のいろいろな組織を傷つけてしまうのですが、変形し始めた関節を動かないように固定すると、関節内の組織を必要以上に傷つけるのを防げます。

そのかわりに関節の動きの幅は少なくなってしまうのですが、可動する部分を犠牲にして関節を守り、骨の変形によってゆるくなったひざを少しでも安定させる、動くときの不安定感を減少させる効果もあります。

変形も負担に耐えるための変化（進化）として捉えることができるのです。

Self case

軟骨は痛みを感じることができない。だから痛みに関係なし

痛みを感じない点でいえば、半月板についても軟骨と同じことが言えます。

半月板とは太ももの骨（大腿骨）とすねの骨（脛骨《けいこつ》）の隙間に位置している線維軟骨のことです。

ＭＲＩ検査（磁気共鳴画像診断）の後、「半月板が傷ついているからひざが痛いんですよ」と説明を受ける場合がありますが、**半月板には痛みを感じる受容体はほぼあ**

りません。

そもそも中年以降では、半月板が傷ついている人がほとんどです。しかし、痛みを感じない人がたくさんいます。

反対にひざが痛くない人のＭＲＩ検査をすると、半月板が傷ついていることもよくあります。

ひざの痛みはひざ以外のところに原因がある。

このことは、私がくり返しお伝えしていきたいことです。

太もも前側の筋肉はひざの皿（膝蓋骨）を動かす作用があり、働きすぎると皿の裏側にある膝蓋下脂肪体の炎症を起こすと先に解説しました。

膝蓋下脂肪体は痛みを感じるレセプター（受容体）がたくさんあり、この膝蓋下脂肪体はひざの半月板ともくっついているので、大腿直筋が過剰に働くと半月板を傷つけてしまうことがあります。

ひざの皿、軟骨、半月板などの痛みはどれも膝関節周辺で起こる炎症であり、さまざまな部位が連動しているために起こります。

ですが、いずれも本書で紹介している下半身の「N-EX」を行うことで解決できます。

サボっているところを働かせて大腿直筋を過剰にがんばらせない。

これで痛みが軽減するようなら、あわてて手術する必要はないでしょう。

手術を完全に否定するわけではありませんが、きちんと症状の原因をとらえ、その原因を動きの中で改善することができれば、手術をしなくてもかなりの確率でよくなることを実感しています。

Self case

しゃがむ姿でひざ痛予備軍かどうかがわかる

成長痛は、10代に起こりやすいひざの痛みです。

本書を読んでくださるみなさんには年齢的にあまり関係がないかもしれませんが、参考までに解説します。

成長痛は子どもの成長期になりやすいためこう呼ばれていますが、正式名称は「オスグッド・シュラッター病」といいます。

同じ成長期の子どもでもオスグッド・シュラッター病にかかる場合とかからない場合がありますが、これも他のひざの痛みと同じく**足首と股関節が固く、太ももの前側の筋肉ががんばりすぎてしまうため**です。

とくに成長期の場合、太ももの前側の筋肉を使いすぎる→ひざの皿を固定している腱が引っ張られる→すねの骨（脛骨）に過剰な負荷がかかることに加え、まだ**骨になりきっていないすね部分の軟骨が引っ張られてしまう**という炎症が起こります。

大人になったいまでも、ひざの皿の3㎝下くらいがポコッと出ている人はいませんか。それはオスグッド・シュラッター病の名残です。膝蓋腱が引っ張られ、脛骨の軟骨が前に出たまま骨化したので、そのような形になっています。

オスグッド・シュラッター病にかかる可能性を判定できる方法がありますので、お子さんがいらっしゃる方はぜひチェックしてみてください。

それは**しゃがむ姿勢でわかります**。

オスグッド・シュラッター病にかかりにくい子どもは、足首と関節に柔軟性があり、

しゃがんだ姿をチェックして、ひざ痛を予防する

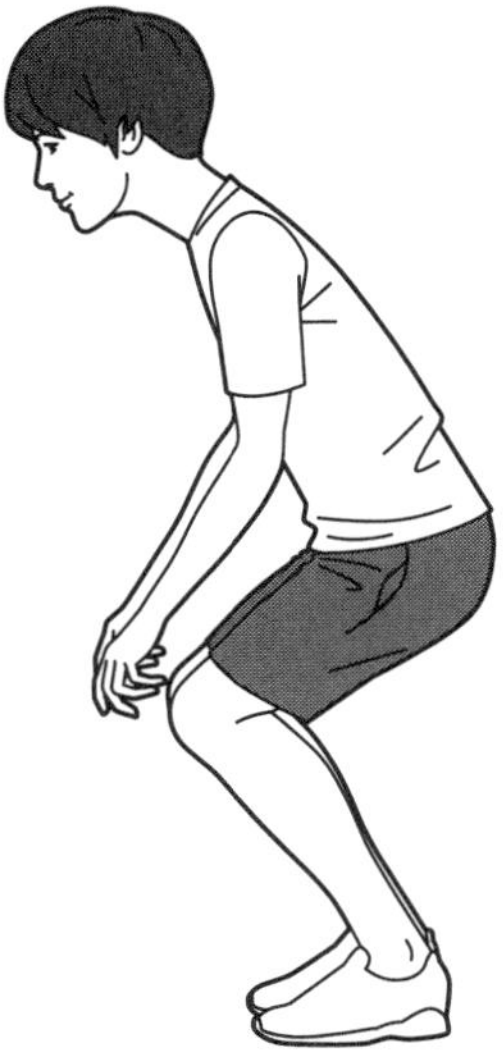

なりにくい子ども

股関節の動きがよく、足首に柔軟性があるため、しゃがんだときに体重を前にのせることができる。そのためひざの痛みが起こりにくい。

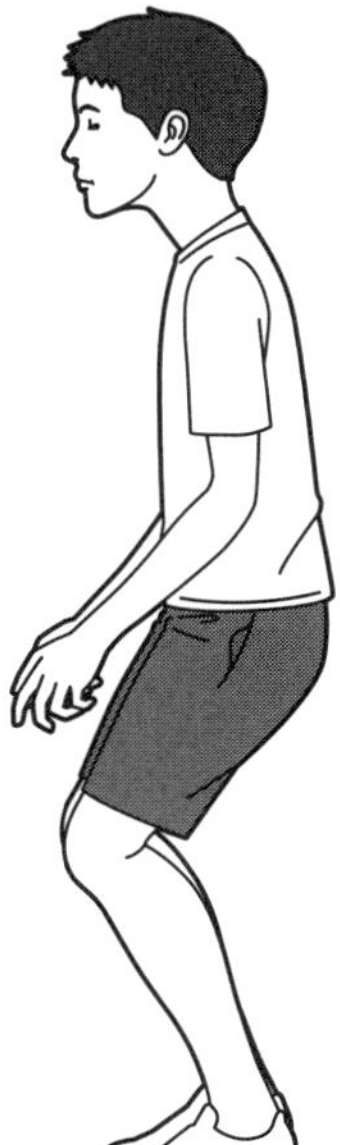

なりやすい子ども

股関節が動かしにくく、足首が固いため、体重が後ろにかかってしまう。この場合、ひざの痛みを起こしやすい。

上半身を前方に傾けてしゃがむことができます。こうすると、太ももの前側の筋肉に負担をかけません。

一方、オスグッド・シュラッター病にかかりやすい子どもは、足首と股関節が固くて上半身を前方に倒せず、重心が後ろに残った状態でしゃがんでいます。

この状態だと太もも前側の筋肉に負担がかかると同時に、膝蓋腱が引っ張られてしまうのでオスグッド・シュラッター病によるひざの痛みを発症してしまうのです。

第6章

治療のプロに頼りたくなったら…

―お金も時間もムダにしない、結果を出す理学療法士の見極め方―

Self case 0

理学療法士は将来起こるべきトラブルを予測する

ここまで肩こりや腰痛、ひざ痛の解消法を中心にセルフケアの方法をお伝えしてきました。

もし、「N-EX」を試してみてもまだ調子がよくならない場合は、プロフェッショナルの手を借りることも検討してみてください。

そこで本書の最後に、私たち理学療法士の仕事についてご紹介します。

みなさんは「理学療法士」についてどんなイメージをお持ちでしょうか。

「痛いところをマッサージしてくれる人」

「ドラマとかで、車椅子の患者さんの側を歩いている人」

もしかしたら、「実際に何をしているのかよくわからない人」と思っているかもしれませんね。

病院や介護関連施設などで仕事をしていることもありますが、**複数名の理学療法士**

が常勤で働いているクリニックは、理学療法に力を入れていると考えてよいでしょう。

まず、理学療法士になるには国家資格が必要です。4年制大学、短期大学（3年制）、専門学校（3年制、4年制）、特別支援学校（視覚障害者が対象）といった養成校で3年以上学び、国家試験にパスしなければ理学療法士になることはできません。

理学療法士は「PT」(Physical Therapist) とも呼ばれます。直訳すると**「身体（肉体）を治療する専門家」**という意味です。

肉体を治療するといっても、内科医や外科医と違い、私たちが行っている治療では動作に主眼を置いています。

ですから**理学療法士を一言で表すなら、「動作を見抜くプロ」**ということになるでしょうか。

具体的な治療としては、ケガや病気などによって痛みや動作に支障が出ている患者さんに対して、座る、立つ、歩くといった日常の基本動作ができるように、回復のお手伝いをします。運動療法や物理療法を駆使し、一人ひとりに合ったプログラムを考えて提供します。

この**動作を改善する技術を突き詰めていくと、痛めたときやケガをしたときだけではなく、今後痛みが出そうな箇所を予測して、予防に用いることもできます**。

私の患者さんの中には、第一線で活躍されている歌舞伎役者や俳優、アナウンサー、プロのアスリート、アーティストといった方々が大勢いらっしゃいます。コリや痛みのメンテナンスだけでなく、多くは予防のため、またパフォーマンス向上のために来院されています。

セルフケアが必要なのはプロのアスリートやアーティストだけではありません。オフィスで働く人たちにだって必要です。

体のどこかが張っていたり疲れていたりすると作業効率も低下しますよね。そんなとき、考えがまとまらなかったりすることはありませんか。

それも当然で、そのような状態で生産性のある効率的な仕事はできないでしょう。

健康的に効率的に働いていくためにも、パフォーマンスの向上は不可欠です。

また、将来起こりえるだろうひざや腰の痛み、肩の痛みなどの予防のセルフケアとして活用いていただいてもよいと思います。

平均寿命は延びてきていますが、健康で動ける状態での寿命、いわゆる「健康寿命の延伸」が今後の課題になるでしょう。健康寿命の延伸のためにも、どんどん私たち理学療法士を頼ってほしいと思っています。

Self case ⑳ どんな理学療法士に診てもらうのがよいのか

体をメンテナンスしたいと思ったとき、あるいは不運にも事故や病気になって動作に問題が生じたとき、どういう理学療法士が頼りになるでしょうか。

この答えは、正直言ってとてもむずかしいです。

ネームバリューを重視して大きな病院に行けばいいというものでもありませんし、

理学療法士と患者さんとの相性もあります。

ただ、私が日々の治療を通して実感している「こういう理学療法士さんに診てもらったらいいのではないか」というポイントがいくつかあるので紹介したいと思います。

ポイント① 治療方針に至った理由をわかりやすく教えてくれる

なぜその理学療法の治療方針に至ったかを素直に聞いてみましょう。わかりやすく教えてくれる理学療法士さんは、患者さんをしっかり観察しています。

一方、患者さんの体を触らずに疾患名だけでセルフエクササイズを指導したり、紙面に書いてあるエクササイズを説明したりするだけの治療をする理学療法士は遠ざけるようにするほうが無難です。

ポイント② 筋トレの功罪を熟知している

筋力を完全否定するわけではありませんが、弱い筋力を鍛えても治らないばかりか悪化させてしまうことを、本書を読んでいただいたみなさんにはわかっていただけたと思います。

「弱い筋肉を強くするトレーニングをしましょう」という治療は、効果もあれば、逆効果になることもあります。そのことをよく知っている理学療法士であれば、まずは安心でしょう。

筋トレをすすめられたら、なぜそれが必要なのかを質問してみてください。

理学療法士の説明に納得がいけばOK、そうでなければ納得のいく理学療法士に替えたほうがいいかもしれません。

ポイント③　ストレッチの功罪を熟知している

たいていは鍛えたほうがよい筋肉と反対の作用を持つ筋肉をストレッチしたほうがよいとされています。

つまり、伸ばしたり、やわらかくしてよい筋肉を目指します。鍛えたほうがよい筋肉とは、43ページでお話しした、体の〝支柱〟になる筋肉のことです。本来、緊張つまり固くしておかなくてはいけない筋肉なのに「固い筋肉をストレッチしましょう」と意味もなく伸ばせば、かえって動きにくくなり、結果としてストレッチする前より筋肉は固くなります。

ストレッチをすすめられたら、筋トレのときと同じく理学療法士にそれが必要な理由を説明してもらうといいと思います。

ポイント④　結果を出している

理学療法士というとリハビリといったイメージから、あたかも患者さんの横に寄り添って歩いている、笑顔で車椅子を押していることが理学療法士の仕事であるという誤ったイメージが定着しています。

しかし理学療法士の仕事とは、横について歩くことではありません。

もし患者さんが車椅子に乗っているなら、車椅子から立たせること。

もし患者さんが、支えがなければ歩けないなら、1人で歩けるようにすること。

つまり、**患者さんの機能の改善という結果を出すこと**が、理学療法士の本来の仕事です。

その理学療法士のすすめた治療で、痛みやコリはよくなりましたか。

動きがラクになりましたか。

もし「YES」であれば、その理学療法士は結果を出しているということです。

また、結果を出していくと同時に、世間の誤ったイメージを払拭していくことも、私たち理学療法士の責務であると考えています。

ポイント⑤ 治らないことを患者さんのせいにしない

理学療法士の中には、患者さんが治らない原因を「歳だから」「変形しているから」などと言って、どうしようもないもののせいにする人がいます。

そうではなく、少しでもよくなる方法を説明してくれる理学療法士は良心的といえるでしょう。

また、この本を読んでくれている理学療法士のみなさんには、患者さんが治らない理由を患者さんのせいではなく自分の技術や知識の不足として捉えて、技術的にステップアップする努力をしていただきたいと思います。

ポイント⑥　「もっと歩きましょう」と言う前に、歩ける機能があるかどうかをチェックしてくれる

近年、健康志向の高まりからウォーキングが推奨されるようになりました。ただし、体のバランスが整っていないまま歩けば、一部の筋肉や関節に負担が加わり、かえって痛みなどを生じてしまう場合があります。

優れた理学療法士なら、まず正しく歩ける機能があるかどうかをチェックすることからはじめます。その上で、必要な機能を上げるためのアドバイスなりセルフエクササ

イズなりを教えてくれるはずです。

そしてこれは、みなさんへのお願いです。よい理学療法士を育てるために、ぜひ**理学療法士には治療効果を正確に伝えてください**。

施術を受けていると、なんとなく情のようなものがわいて、あまり効果が出ていないにもかかわらず「痛みがなくなった」「よくなった」と伝えてしまう患者さんもいます。

しかしこのように効果を盛って伝えてしまうと、理学療法士が勘違いしてしまい、「これでいいんだ」と思ってよりよい治療方法を模索しなくなります。

これはあなたにとってもその他の患者さんにとっても、よくありません。

ですから、もし効果がなかったとしても「悪いから……」なんて思わずに正確な効果を伝えてください。それが理学療法士の成長につながるので大丈夫です。

Self case ⑳ 「正常」にこだわりすぎることはない

現在の理学療法は、多くが「正常」に近づけることに主眼が置かれています。

正常歩行、正常な姿勢、正常な機能、正常な関節可動域、正常な筋力……。

これらの「正常」とは、実際は計測されたものではなく、さまざまな人の「平均」をとってその数値を「正常」と呼び、治療の方向性を決めるために、「正常」として扱っているに過ぎません。

なぜなら、そうするより他に方法がないからです。

しかし私たちのような専門家も、みなさんも、**あまりにも「正常」にとらわれているのではないでしょうか。**

「正常」といってもあくまでもただの平均の数値なのだから、そこにこだわりすぎる必要はありません。

それよりも、自分の体の動かし方のパターンに合った運動を見つけていただくほうがずっと重要です。

その結果、流行しているトレーニング法が合わないとわかったり、他人とは違う運動やストレッチをすることになったりすることもあります。

しかし、それでまったく問題はありません。

自分のパターンを知り、自分に合う動きをする。それが快適な体になる唯一の方法なのです。

おわりに

最後まで読んでいただき、本当にありがとうございました。

日々患者さんのあるがままを受け入れて臨床を診てみると、一般的によいとされている治療でも、効果があるケースと効果がないケースがあるとわかりました。

効果がないだけならまだしも、悪化する場合も少なくありません。

よかれと思ってやった治療法やセルフケアでかえって体を悪くし、中には最悪手術に至ってしまう人もいる……そのような話を聞くと、大変心苦しくなります。

一人ひとりに合った治療法を提供できれば、さまざまな身体的不調で悩んでいる人や、これから身体的不調が起きるであろう人を救えるはずです。

しかし私の体はひとつしかありませんし、出会える患者さんは限られています。

ひとりでも多くの方が間違ったセルフケアから解放され、自分に合ったケアを行えるようになってほしい。

その一心でこの本を書き上げました。

本書に書いてある内容は、いままでの方法とはだいぶ異なるので、わかりにくい部分もあったと思います。

ですが、ぜひ実際にやってみてください。

やってみると、体が軽くなった、動かしやすくなった、という体の変化をその場で感じていただけたのではないでしょうか。

さらに続けていくことで、疲れにくくなるといった効果も実感していただけると思います。


本書はたくさんの人のご協力をいただいて完成しました。

とくに「超髪の短い歌舞伎役者さん」こと市川海老蔵さん、ご多忙にもかかわらずすばらしい帯文を書いていただき、ありがとうございました。

いつもストイックに自分の体と向き合い、歌舞伎と向き合い、家族と向き合う姿勢には感服します。

10年ほどのお付き合いになりますが、本当にさまざまなことがありました。

その都度いろいろなことを乗り越え成長していく姿を見て、私も治療者として負けないように成長することができたのだと思います。

また、私とともにメソッドを練り上げ、取材・撮影のサポートをしてくれた藤原務さんはじめ、日々広尾整形外科で働くスタッフにはいつも助けられています。ありがとう。

そして私を理学療法士として成長させてくれた入谷誠先生と、すべての患者さんに心から感謝を申し上げます。


これまで私はつねに「患者さんをよくしたい」という、一点の出口に向けて患者さんと向き合い、患者さんの病状に対して仮説と検証をくり返してきました。

その仮説と検証の継続は、「つねに考え」、確認して「つねに創り出す」という「常考常創」という言葉に集約されます。

この「常考常創」という言葉が私の仕事の流儀です。

本書で紹介しているすべてのことは常考常創から生まれたことであり、本書も常考常創しながら生まれました。

これからも常考常創しながら、目の前の患者さんのお役に立てるように努めていきます。

広尾整形外科・副院長　財前知典

撮影／島本絵梨佳
ヘアメイク／中島由起子
モデル／舟澤茜音
イラスト／内山弘隆
デザイン／鈴木大輔（ソウルデザイン）
ＤＴＰ／センターメディア
取材協力／有留もと子

財前知典（ざいぜん　とものり）
理学療法士。広尾整形外科・副院長。

東都リハビリテーション学院卒業後、理学療法士国家試験に合格。筑波大学大学院にて修士号、日本歯科大学大学院にて博士号を取得する。
2005年より、広尾整形外科勤務。「動きを見抜くプロ」として、肩こりや腰痛、椎間板ヘルニアなどさまざま不調の治療にあたるほか、歌舞伎役者や俳優、アスリートといったプロフェッショナルのメンテナンスも担当。肩の痛みで引退を考えていたプロゴルファーを運動指導により日本ツアーの優勝に導くなど、数々の実績を持つ。
「入谷式足底板」の考え方に感銘を受け、同じような体型や痛みでも、同じ治療法でよくなる場合とならない場合があることを発見。人それぞれの体の動かし方に注目した新しい概念の不調解消エクササイズ「N-EX（ネックス）」を考案、本書がその方法を紹介した初の著書となる。

ブログ「理学療法士　財前知典のブログ」
https://ameblo.jp/hoczai/
Instagram: z_lab_

やってはいけない
セルフケア
肩《かた》こりは肩《かた》をもんでも治《なお》りません

2018年12月20日　初版発行

著　者／財前知典《ざいぜんとものり》
発行者／川金正法
発　行／株式会社 KADOKAWA
〒102-8177　東京都千代田区富士見 2-13-3
電話 0570-002-301（ナビダイヤル）

印刷所／大日本印刷株式会社

KADOKAWA カスタマーサポート

［電話］0570-002-301（土日祝日を除く11時〜13、14時〜17時）
[WEB] https://www.kadokawa.co.jp/（「お問い合わせ」へお進みください）

※製造不良品につきましては上記窓口にて承ります。
※記述・収録内容を超えるご質問にはお答えできない場合があります。
※サポートは日本国内に限らせていただきます。

定価はカバーに表示してあります。

ISBN 978-4-04-065288-7　C0077